上海市护理质量指标实用手册

主编 施 雁 徐建鸣 陆静波

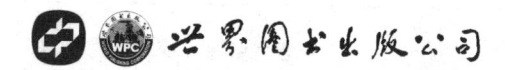

世界图书出版公司

上海·西安·北京·广州

图书在版编目(CIP)数据

上海市护理质量指标实用手册 / 施雁,徐建鸣,陆静波主编.—上海:上海世界图书出版公司,2021.1(2024.7重印)
ISBN 978-7-5192-7278-4

Ⅰ.①上… Ⅱ.①施… ②徐… ③陆… Ⅲ.①护理—质量管理—上海—手册 Ⅳ.①R47-62

中国版本图书馆 CIP 数据核字(2020)第 078180 号

书　　名	上海市护理质量指标实用手册
	Shanghaishi Huli Zhiliang Zhibiao Shiyong Shouce
主　　编	施　雁　徐建鸣　陆静波
责任编辑	芮晴舟
装帧设计	崔晨烨
出版发行	上海世界图书出版公司
地　　址	上海市广中路 88 号 9-10 楼
邮　　编	200083
网　　址	http://www.wpcsh.com
经　　销	新华书店
印　　刷	江阴金马印刷有限公司
开　　本	787mm×1092mm　1/16
印　　张	7.5
字　　数	120 千字
版　　次	2021 年 1 月第 1 版　2024 年 7 月第 4 次印刷
书　　号	ISBN 978-7-5192-7278-4/ R·551
定　　价	60.00 元

版权所有　翻印必究
如发现印装质量问题,请与印刷厂联系
(质检科电话:0510-86626877)

编者名单

主编

施　雁　徐建鸣　陆静波

副主编

毛雅芬　陈蓓敏　张　琦　王　莉　居海岭

编委

(按姓氏笔画排序)

马佳佳	王　莉	王　斌	牛淑珍	毛雅芬	方　芳	尹小兵
卢根娣	许方蕾	杨　艳	吴蓓雯	沈永红	张　琦	张伟英
张玲娟	陆静波	陆篆琦	陈蓓敏	周　嫣	周文琴	居海岭
荣丽媛	胡　敏	胡三莲	侯黎莉	施　雁	姜丽萍	贺学敏
秦　薇	顾　莺	顾玲俐	徐建鸣	黄　群	彭　飞	蒋　红
程　云	戴琳峰					

前 言

护理质量指标是评价临床护理质量管理水平的重要依据,有助于护理管理者进行护理质量的靶向监控。国家卫生健康委医院管理研究所护理中心出版的《护理敏感质量指标实用手册(2016版)》和《护理敏感质量指标监测基本数据集实施指南(2018版)》等书籍,明确了护理质量控制的关键指标;并构建国家护理质量数据平台,利用信息化手段,持续提高护理服务质量,保障患者安全,有力地推动我国护理事业的发展。

基于上海市护理质控中心多年的质控检查以及各医疗机构在护理质量指标应用过程中出现的各类问题及反馈,我们组织专家团队编写了《上海市护理质量指标实用手册》(以下简称《实用手册》)一书。《实用手册》主要介绍护理质量指标的定义、意义、指标来源、公式及计算细则、数据的采集方法、收集频度、分析建议等。同时,《实用手册》对国家护理敏感质量指标上报的具体路径及注意事项、指标应用过程中的常见误区进行详细的解析,从而保障上报数据的准确性和可靠性。最后将各医院应用护理质量指标改进护理工作取得显著成效的经验和方法以案例的形式分享,助力一线护理管理者更好地应用护理质量指标。

《实用手册》编撰以护理质量控制的基础质量、环节质量、终末质量为纲,根据质控管理实际需要来编写章节和内容,体现了针对性;收集、整理、提炼本市多年护理质控应用成熟的妇产科、儿科、肿瘤等专科护理质量指标,体现了适宜性。本书撰写凸显指导性强:汇聚成熟经验,涵盖专业质量管理各方面,指明质量管理核心要素、关键环节与主要内容;实用性强:出发点和落脚点是为专业质控所用,面向全市二级和三级医院及相应社会办医疗机构;严谨性强：查阅大量文献资料,标准论点都有依据,简明扼要,提供可落地的可及性指标。

　　该《实用手册》使上海市护理专业有一个可以进行质量控制的依据,护理质量指标使各级医疗机构护理人员有一个进行专业质控的范本,从而不断提高上海市护理服务质量,为实现"健康中国梦"贡献上海护理界的力量！

目　录

第一章　护理质量指标概述

第一节　基本概念 / 1

一、护理质量管理 / 1

二、护理质量标准 / 1

三、护理质量指标 / 1

四、护理质量敏感指标 / 2

五、护理质量敏感性指标的特点 / 2

第二节　护理质量指标监测意义 / 3

一、护理质量指标建立原则 / 3

二、护理质量指标监测要点 / 3

三、护理质量指标监测意义 / 3

第二章　国家护理质量指标

第一节　结构指标 / 5

一、NSQI-01 床护比 / 5

二、NSQI-02 护患比 / 7

三、NSQI-03 每位住院患者 24 h 平均护理时数 / 8

四、NSQI-13 不同级别护士的配置 / 10

五、NSQI-14 护士离职率 / 12

六、NSQI-15 护士执业环境 / 13

第二节 过程指标 / 16

NSQI-08 住院患者身体约束率 / 16

第三节 结局指标 / 17

一、NSQI-04 非计划拔管发生率 / 17

二、NSQI-05 导尿管相关尿路感染发生率 / 18

三、NSQI-06 呼吸机相关肺炎发生率 / 19

四、NSQI-07 中心血管导管相关血流感染发生率 / 21

五、NSQI-09 住院患者跌倒发生率 / 23

六、NSQI-10 住院患者跌倒伤害率 / 24

七、NSQI-11 住院患者院内压力性损伤发生率 / 25

八、NSQI-12 住院患者院内压力性损伤现患率 / 27

第三章 上海市护理质量指标

第一节 通用护理质量指标 / 29

一、住院患者给药错误发生率 / 29

二、疼痛评估准确率 / 31

三、住院患者营养风险筛查率 / 34

四、住院患者VTE风险评估率 / 35

第二节 专科护理质量指标 / 38

一、急诊、危重症护理质量指标 / 38

二、手术相关护理质量指标 / 42

三、妇产科护理质量指标 / 45

四、儿科护理质量指标 / 49

五、肿瘤科护理质量指标 / 55

　　六、中医护理质量指标 / 59

　　七、血液透析护理质量指标 / 65

第四章　国家护理数据平台的应用

第一节　国家护理数据平台应用及注意事项 / 71

　　一、加入国家护理质量数据平台条件及申请步骤 / 71

　　二、国家护理敏感质量指标上报流程 / 74

　　三、平台登录 / 74

　　四、用户管理 / 75

　　五、每季度护理质量指标数据填报 / 77

　　六、指标数据上报和修改 / 83

第二节　护理敏感质量指标应用过程中常见误区 / 86

　　一、单纯看指标结果值判断质量的优劣 / 86

　　二、护理质量指标越多越好 / 86

　　三、指标数据异常一定是存在质量问题 / 87

　　四、指标数据越好看越好 / 87

第五章　护理质量指标应用案例

案例一：手术患者术中压力性损伤发生率 / 88

　　一、指标基本概述 / 88

　　二、案例分享 / 89

案例二：外科择期手术患者缩短术前禁食禁饮时间执行率 / 91

　　一、指标基本概述 / 91

　　二、案例分享 / 92

案例三：患者 VTE 评估率与机械预防措施落实率 / 96

    一、指标基本概述 / 96

    二、应用案例 / 98

案例四：急诊危重患者转运不安全(不良)事件发生率 / 102

    一、指标基本概述 / 102

    二、应用案例 / 103

案例五：住院患者鼻胃管非计划性拔管率 / 106

    一、指标基本概述 / 106

    二、应用案例 / 107

第一章
护理质量指标概述

第一节 基本概念

一、护理质量管理

护理质量管理是指按照护理质量形成的过程和规律,对构成护理质量的各个要素进行计划、组织、协调和控制,以保证护理服务达到规定的标准和满足服务对象需要的活动过程。护理质量管理首先必须确立护理质量标准,有了标准,管理才有依据,才能协调各项护理工作,用现代科学管理方法,以最佳的技术、最低的成本和时间,提供最优良的护理服务。

二、护理质量标准

护理质量标准是依据护理工作的内容、特点、流程、管理要求、护理人员及服务对象的特点及需求而制定的护理人员应遵守的准则、规定、程序和方法。一般由一系列具体标准组成,可分为三类:① 要素质量标准;② 过程质量标准;③ 终末质量标准。护理质量标准也是衡量护理各项工作的标尺;其纵向可包括国际、国家、专业、地区和不同层级医院的标准,横向可分为业务技术标准和管理标准两大类。

三、护理质量指标

美国医疗机构评审联合委员会(JCAHO)将护理质量指标定义为:临床

护理质量指标是对护理质量数量化的测定，是用做评价临床护理质量及其所实施护理活动的工具[1]。

四、护理质量敏感指标

美国护士协会（ANA）将其定义为：评估护理服务的过程和结局，定量评价和监测影响患者结局的护理管理、临床实践等各项的质量，指导护士照顾患者感知及组织促进的监测评价标准[2]。美国国家护理质量数据库（NDNQI）将其解读为：由护士提供的反映护理结构、过程和结局并可直接测量和有护理特异性的指标。护理敏感性质量指标旨在对护理工作所能影响的最重要的患者结局进行评价，通过建立科学、统一的护理质量评价体系，致力于提升患者安全和护理质量，并体现出护理的独特价值。

五、护理质量敏感性指标的特点

美国国家卫生保健研究和质量局（AHRQ）、美国国家质量论坛（NQF）、ANA（及其建立的 NDNQI）在不同时间提出了几套护理敏感质量指标集所包含的指标，展示了指标的主体不同，其侧重点各有不同。虽然不同机构构建的指标集各有侧重点，但是它们存在多个方面的共同点[3]。第一，大多数敏感性指标集都包含结构、过程和结局指标，即质量管理除了通过结局来对质量的优劣做一个判断以外，更重要的是需要对不良事件进行预防，而预防的要点来自与结果密切关联的结构面因素和过程面因素。第二，指标具有客观性、特异性、灵敏性、简易性、层次性和可测量性，所有指标的筛选和制定都是从临床护理实际出发，且能及时反映和测量护理活动的重点，在实际运用中都是易于测量和观察的；同时指标结构简单明了，不同层次之间既相互独立又相互依存。第三，不仅包括传统上认为与护理工作直接相关的指标（如压疮、跌倒），还包含了护理工作能够主导去改善的指标。第四，关注患者的感受。相较医疗质量评价，护理质量敏感性指标更关注患者内心的感受。第五，注重护理思维和实效。指标需要完整地履行"评估-干预-再评估"才算具有实际意义[4]。

第二节 护理质量指标监测意义

一、护理质量指标建立原则

选择的护理质量指标应以符合临床需求为导向,根据专科临床患者需求,以患者安全为切入点,以科学、实用和方便为原则,定量评价和监测影响患者结局的护理管理、临床实践等各项重要环节,以提高护理服务,促进护理质量的持续改进。

二、护理质量指标监测要点

科学的质量管理包括结构、过程、结果三个层面在内的全面质量管理,故护理质量指标的监测要注重护理质量的全过程。在整个质量的过程中,要注重监测的领域,明确指标的意义、定义、公式、统计周期,确立数据收集的具体方法并进行统计分析,挖掘数据的实际含义。在指标监测的过程中要杜绝不真实、不持续、不改进的误区,要"始于理解,终于执行;始于监测,终于改进",在落实指标监测的过程中,关键要明确质量的要素以及监测管理流程,并持续地完善和更新[4]。在此基础上,进行质量指标监管的流程,要明确指标的负责人,进行资料的收集与确认以及指标的整理、填报、分析,进而持续改进,按照一定的程序持续地进行。

三、护理质量指标监测意义

护理质量指标监测是护理质量评价的重要方法,有助于发现影响护理质量的关键环节并改进。指标值具有质量异动的敏感性,通过监测护理质量指标并进行系统的统计和处理后,可以直观地观察到异动的数据,从而具体地分析质量数据会低于基准线的时间和原因,指导护理管理者进行针对性的质量持续改进。近年来,信息化平台已逐步应用于护理质量指标的监测中,通过借助信息化平台收集、汇总和分析护理敏感质量指标数据可有效提高护理敏感质量指标统计的及时性和准确性,不仅有利于加强护理质量的过程控制,同时便于护理管理者对指标进行回顾分析,降低时间管理成本,促进护理质量的改善。国家卫生健康委医院管理研究所已建立护理质量指标数据采集网络上报平台——国家护理质量数据平台,对部分医疗机构的护理敏感质量指标进行收集、汇总和分析,以便进行数据分享和持续质量改进。因此,通过护理质量评价指标监测与分析,可以定量反映专业护理质量,动态监测和评估护理质量改进效果。

参考文献

[1] Podgorny K L. Developing nursing-focused quality indicators: a professional challenge[J]. J Nurs Care Qual, 1991, 6(1): 47-52.

[2] American Nurses Association. NDNQI transforming date Journal of Nursing Science Jun into quality care[R/OI]. (2010)[2013-11-15]. http://www.nursingworld.org/MainMmenuCategories/The Practice of Professional Nursing/Patient Safety Quality/Research Measurement/Data-Access/NDNQI/Brochure.pdf

[3] 简伟研,周宇奇,吴志军,等.护理敏感质量指标的发展和应用[J].中国护理管理,2016,16(7): 865-868,869.

[4] 张琦,方幸,徐建鸣.护理质量指标研究进展[J].中国卫生质量管理,2019,26(3): 5-8,13.

第二章
国家护理质量指标

本章节所收录的国家护理指标,主要来源于《护理敏感质量指标实用手册(2016版)》《护理敏感质量指标监测基本数据集实施指南(2018版)》和《国家护理质量数据平台(2019版)》等。

作为一本上海地区护理敏感指标实用手册,本章节将承上启下,纳入和介绍《护理敏感质量指标监测基本数据集实施指南(2018版)》的15个指标,英语全名为 Nursing Sensitive Quality Indicators,简称 NSQI。

本章节共计15个指标,将依据结构指标、过程指标和结果指标分节描述。其中结构指标6个,过程指标1个,结局指标8个。每个指标主要介绍定义、意义、指标来源、计算公式、分子和分母说明,同时推荐数据的采集方法、收集频度、分析建议等。

本章的指标数据来源与采集取决于各医院信息系统建设的结构、范围和成熟度。本章所描述的护理质量指标中的结构指标主要为护理人力结构指标,多从医院人力资源管理系统或护理管理系统进行采集。本章的过程指标和结局指标主要涉及医院住院患者诊疗信息的HIS系统和医院不良事件报告及管理系统。

第一节 结 构 指 标

一、NSQI-01 床护比

(一) 指标定义

床护比:指统计周期内实际开放床位数与所配备的护士人数比例,如全院床护比、住院病区床护比、某病区床护比。

(二) 指标意义

床护比反映医院实际开放床位和护理人力的匹配关系。了解当前开放床位的护理人力配备状况,评估医院或病区基本护理人力配备情况,可进行统计、分析并进行医院纵向与横向比较。

(三) 指标来源/文件

1.《国家护理质量数据平台(2019版)》。

2.《护理敏感质量指标监测基本数据集实施指南(2018版)》。

3.《护理敏感质量指标实用手册(2016版)》,第二章(床护比)。

4.《全国护理事业发展规划(2016—2020年)》,国卫医发〔2016〕64号。

5.《优质护理服务评价细则(2014版)》,国卫办医函〔2014〕522号。

(四) 公式及计算细则

1. 全院床护比

(1) 公式

$$全院床护比 = 1 : \frac{同期全院执业护士总人数}{统计周期内全院实际开放床位数}$$

(2) 分子:统计周期内全院执业护士总人数,指所有护理岗位的执业护士总人数。计算方法为统计周期初与统计周期末执业护士总人数之和除以2。

(3) 分母:统计周期内全院实际开放床位数。如统计周期内实际开放床位有变动,则计算方法为统计周期初与统计周期末实际开放床位数之和除以2。

2. 住院病区床护比

(1) 公式

$$住院病区床护比 = 1 : \frac{同期住院病区执业护士总人数}{统计周期内全院实际开放床位数}$$

(2) 分子:统计周期内医院所有住院病区执业护士总人数,即统计周期初与统计周期末所有病区护理岗位的执业护士总人数之和除以2。

（3）分母：统计周期内医院所有住院病区实际开放床位数。如统计周期内实际开放床位有变动，计算方法为统计周期初与统计周期末实际开放床位数之和除以2。

（五）指标采集与分析频率

1. 采集频率：床护比数据每季度采集1次，并记录留档。

2. 分析建议：床护比数据每季度分析1次，形成报告。

二、NSQI-02 护患比

（一）指标定义

护患比：指统计周期内责任护士人数与其负责护理住院患者数量的比例。

（二）指标意义

护患比反映住院患者数量和护理人力的匹配关系，评价医院及住院病区有效的护士人力配备，进而建立一种以患者需求为导向的科学调配护理人力的管理模式，保障患者的安全和护理质量。

（三）指标来源/文件

1.《国家护理质量数据平台(2019版)》。

2.《护理敏感质量指标监测基本数据集实施指南(2018版)》，第三章(护理敏感质量指标集)。

3.《护理敏感质量指标实用手册(2016版)》，第三章(护患比)。

4.《优质护理服务评价细则(2014版)》，国卫办医函〔2014〕522号。

5. American Nurse Association. Nursing-sensitive quality indicators for acute care setting and ANA's Safety & Quality Initiative[J]. Nursing Facts from the ANA, 1999.

（四）公式及计算细则

1. 平均白班护患比

（1）公式

$$平均白班护患比 = 1 : \frac{同期白班护理患者数}{统计周期内白班责任护士数}$$

(2) 住院病区：① 分子为统计周期内住院病区白班护理患者数之和；② 分母为统计周期内住院病区白班责任护士之和。

(3) 某病区：① 分子为统计周期内某病区白班护理患者数之和；② 分母为统计周期内某病区白班责任护士数之和。

2. 平均夜班护患比

(1) 公式

$$平均夜班护患比 = 1 : \frac{同期夜班护理患者数}{统计周期内夜班责任护士数}$$

(2) 住院病区：① 分子为统计周期内住院病区夜班护理患者数之和；② 分母为统计周期内住院病区夜班责任护士之和。

(3) 某病区：① 分子为统计周期内某病区夜班护理患者数之和；② 分母为统计周期内某病区夜班责任护士数之和。

3. 平均每天护患比

(1) 公式

$$平均每天护患比 = 1 : \frac{同期每日白、夜班护理患者数之和}{统计周期内每日白、夜班责任护士数之和}$$

(2) 住院病区：① 分子为统计周期内住院病区每日白、夜班护理的住院患者数之和；② 分母为统计周期内住院病区每日白、夜班责任护士数之和。

(3) 某病区：① 分子为统计周期内某病区每日白、夜班护理的住院患者数之和；② 分母为统计周期内某病区每日白、夜班责任护士数之和。

(五) 指标采集与分析频率

1. 采集频率：护患比数据每季度采集1次，并记录留档。

2. 分析频率：护患比数据每季度分析1次，形成报告。

三、NSQI-03 每位住院患者24 h 平均护理时数

(一) 指标定义

每位住院患者24 h 平均护理时数：指平均每日每位患者所获得的护理时数。

（二）指标意义

患者照护结局与其所获得的护理时数有一定相关性，监测每位住院患者24 h平均护理时数可以帮助管理者了解患者所得到的平均护理时数的动态变化，以及管理区域内的护理人力的分布，并可关联患者结局等质量指标，分析影响患者结局质量的影响因素和患者所得护理时数是否合理，指导合理的配备护理人员及质量改进。

（三）指标来源/文件

1.《国家护理质量数据平台(2019版)》。

2.《护理敏感质量指标监测基本数据集实施指南(2018版)》，第三章(护理敏感质量指标集)。

3.《护理敏感质量指标实用手册(2016版)》，第四章(每位住院患者24 h平均护理时数)。

4.《全国护理事业发展规划(2016—2020年)》，国卫医发〔2016〕64号。

5.《优质护理服务评价细则(2014版)》，国卫办医函〔2014〕522号。

6. American Nurse Association. Nursing-sensitive quality indicators for acute care setting and ANA's Safety & Quality Initiative[J]. Nursing Facts from the ANA，1999.

（四）公式及计算细则

（1）公式

$$每位住院患者24\ h平均护理时数 = \frac{同期住院病区执业护士上班小时数}{统计周期内住院患者实际占用床日数}$$

（2）住院病区：① 分子为统计周期内住院病区所有执业护士上班小时数之和；② 分母为统计周期内住院患者实际占用床日数之和。

（3）某病区：① 分子为统计周期内某病区所有执业护士上班小时数之和；② 分母为统计周期内某病区住院患者实际占用床日数之和。

（五）指标采集与分析频率

1. 采集频率：每位住院患者24 h平均护理时数数据每季度采集1次，并记录留档。

2. 分析频率：每位住院患者 24 h 平均护理时数数据每季度分析 1 次，形成报告。

四、NSQI-13 不同级别护士的配置

(一) 指标定义

不同级别护士的配置：指在医疗机构或部门中，不同能力级别的护士在本机构或部门所有执业护士中所占的比率，医院常用工作年限、学历、专业培训经历和卫生技术职称等作为能力分级参考依据。

(二) 指标意义

分析不同级别护士的配置，旨在让护理管理者不但要关注护理团队的数量和规模，还要关注护理团队的能力结构，因为护士的能力与患者的健康结局密切相关。

(三) 指标来源/文件

1.《国家护理质量数据平台（2019版）》。

2.《护理敏感质量指标监测基本数据集实施指南（2018版）》，第三章（护理敏感质量指标集）。

3.《护理敏感质量指标实用手册（2016版）》，第五章（不同级别护士的配置）。

4. Implementation Guide for the NQF Endorsed Nursing-Sensitive Care Measure Set，2009.

(四) 公式及计算细则

1. 不同级别护士配置

(1) 公式

$$某级别护士的比率 = \frac{同期某级别护士的人数}{统计周期内执业护士总数} \times 100\%$$

(2) 分子：统计周期内全院某级别护士的总人数。此处某级别可被需要统计的其他分级替代，如不同工作年限、不同学历（学位）、不同专业技术职称护士的人数。其中工作年限周年并满足各年限级别要求，入某医院前

若在其他医院注册并持续从事临床护理工作经历的,也统计入工作年限;学历(学位)以考取相应证书为准;专业培训证书和专业技术职称以取得相应专业技术资格并被医院聘用为准。

(3) 分母:统计周期内全院执业护士的总人数,即统计周期初全院执业护士的人数与统计周期末全院执业护士的人数之和除以2。

2. 不同职称护士配置

(1) 公式

$$某职称护士比率 = \frac{同期某职称护士的人数}{统计周期内执业护士总数} \times 100\%$$

(2) 分子:统计周期内全院某职称护士的人数。

(3) 分母:统计周期内全院执业护士的总人数,即统计周期初全院执业护士的人数与统计周期末全院执业护士的人数之和除以2。

3. 不同学历护士配置

(1) 公式

$$某学历护士比率 = \frac{同期某学历护士的人数}{统计周期内执业护士总数} \times 100\%$$

(2) 分子:统计周期内全院某学历护士的人数。

(3) 分母:统计周期内全院执业护士的总人数,即统计周期初全院执业护士的人数与统计周期末全院执业护士的人数之和除以2。

4. 不同工作年限护士配置

(1) 公式

$$某工作年限护士比率 = \frac{同期某工作年限护士的人数}{统计周期内执业护士总数} \times 100\%$$

(2) 分子:统计周期内全院某学历护士的人数。

(3) 分母:统计周期内全院执业护士的总人数,即统计周期初全院执业护士的人数与统计周期末全院执业护士的人数之和除以2。

(五) 指标采集与分析频率

1. 采集频率:不同级别护士的配置数据每季度采集1次,并记录留档。

2. 分析频率：不同级别护士的配置数据每季度分析1次，形成报告。

五、NSQI-14 护士离职率

(一) 指标定义

护士离职率：指在一定统计周期内，某医疗机构中护士自愿离职人数与统计周期内执业护士总人数的比率。

(二) 指标意义

衡量护士人力资源流动状况，了解护士离职的现状，离职人员的三间分布，离职原因和去向，以及可能对组织结构和护理质量造成的影响，为管理者制定人员招聘和培训计划，改善管理策略等方面提供依据。

(三) 指标来源/文件

1.《国家护理质量数据平台(2019版)》。

2.《护理敏感质量指标监测基本数据集实施指南(2018版)》，第三章(护理敏感质量指标集)。

3.《护理敏感质量指标实用手册(2016版)》，第六章(护士离职率)。

4. Implementation Guide for the NQF Endorsed Nursing-Sensitive Care Measure Set，2009.

(四) 公式及计算细则

(1) 公式

$$护士离职率 = \frac{同期护士自愿离职人数}{统计周期内执业护士总数} \times 100\%$$

(2) 分子：统计周期内全院执业护士中自愿离职的护士人数。

(3) 分母：统计周期内全院执业护士的总人数，即统计周期初全院执业护士的人数与统计周期末全院执业护士的人数之和除以2。

(五) 指标采集与分析频率

1. 采集频率：护士离职数据每季度采集1次，并记录留档。

2. 分析频率：护士离职数据每季度分析1次，形成报告。

六、NSQI-15 护士执业环境

(一) 指标定义

护士执业环境：指促进或制约护理专业实践的工作场所的组织因素，如护士参与医院管理的程度、医院对护理工作的支持程度、护理领导力、护士配置、护理专业提升、护士待遇、医护关系、护士社会地位等。

本量表是由国家卫生健康委医院管理研究所护理管理与康复研究部主导开展的，目的是了解我国护士执业环境的现状、促进我国护士执业环境的改进。该量表一共包含医院管理参与度、临床护理专业性、领导与沟通、质量管理、内部支持、医护合作、专业提升、人力配备、社会地位、薪酬待遇等10个维度，37个条目。表2-1将问卷的条目与所涉及的维度一一对应排列，便于各医院进行分析和参考（表2-1）。

表2-1 护士执业环境测评量表

项 目	内 容	维度编号	
条目1	护士有机会参与医院内部管理	1	医院管理参与度
条目2	护士有机会决定医院事务	1	
条目3	护士有机会成为医院管理相关委员会的一员	1	
条目4	护士在临床护理中能够评估病人，根据评估结果，实施个性化护理	2	临床护理专业性
条目5	医院的临床工作能够体现出护理的专业性	2	
条目6	护理管理者经常与护士商讨日常工作问题	3	领导与沟通
条目7	当护士圆满完成工作时能获得鼓励和认可	3	
条目8	护理管理者支持护士的正确决策	3	
条目9	护士犯错误时，护理管理者更注重对其指导改进，而非一味地批评	3	
条目10	各护理岗位职责清晰	4	质量管理
条目11	工作制度完善	4	
条目12	工作流程完善，指导性强，便于落实	4	
条目13	医院管理部门期望各护理单元为患者提供高标准的护理服务	4	

(续表)

项　　目	内　　　　容	维度编号	
条目14	护士排班方式有益于对患者进行连续护理	4	质量管理
条目15	护理团队经常讨论患者的护理问题,并寻求改善	4	
条目16	临床辅助系统让护士有更多的时间护理患者	5	内部支持
条目17	医院行政管理部门能够支持护士工作	5	
条目18	医院护理用具的配备有利于提高护理工作效率	5	
条目19	护士在工作中能获得相应的职业防护	5	
条目20	医院有清晰的职业暴露后处理流程,并能有效落实	5	
条目21	科室的医生和护士工作关系融洽	6	医护合作
条目22	科室的医生护士能够各司其职、协同工作	6	
条目23	医院对新入职护士有系统培训	7	专业提升
条目24	医院能够结合岗位需求对护士进行继续教育	7	
条目25	护士有参加国内外学术活动的机会	7	
条目26	医院有清晰的护士职业发展路径或职称晋升体系	7	
条目27	护理单元的护士配置能够满足临床护理工作需要	8	人力配备
条目28	工作团队中的护士能够胜任护理工作	8	
条目29	现有的工作时长与强度合适	8	
条目30	护士排班能够体现能级搭配	8	
条目31	通常情况下,科室骨干护士不会被频繁调动	8	
条目32	护士工作能够得到社会的认可	9	社会地位
条目33	在工作中能够感受到患者对护士的信任与尊重	9	
条目34	医院的薪酬分配制度合理	10	薪酬待遇
条目35	护士薪酬在社会各行业所处水平合理	10	
条目36	护士能享受法定福利待遇(如:法定节假日轮休或加班补贴、假期等)	10	
总体评价	您对您所在医院护士执业环境的总体评价		

(二) 指标意义

健康的护士执业环境可以提高护士的工作满意度,降低离职率,减少不良事

(三) 指标来源

1.《国家护理质量数据平台(2019版)》。

2.《护理敏感质量指标监测基本数据集实施指南(2018版)》,第三章(护理敏感质量指标集)。

3.《护理敏感质量指标实用手册(2016版)》,第六章(护士离职率)。

4. Implementation Guide for the NQF Endorsed Nursing-Sensitive Care Measure Set, 2009.

(四) 计算公式(方法)

1. 医院护士执业环境得分:计算每份有效问卷的量表条目1~36的评分总和,除以条目数36,就是每位护士对医院执业环境的评分;若所有参加测评的护士对执业环境的评分呈正态分布,取其均数±标准差,即是医院护士执业环境得分;若呈非正态分布,则取其中位数、四分位数进行分析。

2. 各维度得分:计算每份有效问卷中各个维度包含的条目评分总和,除以该维度的条目数,作为每位护士对执业环境各个维度的评分。若医院所有参加测评的数据呈正态分布,取其均数±标准差,即是医院护士执业环境得分;若呈非正态分布,则取其中位数和四分位数。

3. 各条目得分:计算医院所有有效问卷的每一个条目的均数和标准差,适用于数据呈正态分布;或中位数和四分位数,适用于数据呈非正态分布。

(五) 指标采集与分析频率

1. 采集频率

护士执业环境每年测评1次,采用自填式问卷。参加执业环境测评的护士应具备护士执业资格,在被测评医疗机构注册、当年度从事护理岗位工作时间≥50%,入职时间≥1年,无精神疾病史,自愿参加调查。为了比较全面反映被调查医院的护士执业环境,要求参与调查人数不低于全院执业护士数的60%。

2. 分析频率

护士执业环境数据每年至少分析1次,可以以医院为单位分析,也可以以科室、病区层面为单位进行分析;可以分析每一个条目得分、各维度得分以及总分;也可以分析该机构护士执业环境得分的动态变化,或者与本地同级医疗机构、全国标杆等进行比较与分析。

第二节 过程指标

NSQI-08 住院患者身体约束率

(一)指标定义

住院患者身体约束率:指统计周期内住院患者身体约束日数占同期住院患者实际占用床日数的百分率。

(二)指标意义

通过对住院患者身体约束率的监测,医院或护理部门能够及时获得身体约束率、约束导致的不良事件和约束的其他相关信息。通过医院管理团队和医务人员的共同努力,找到有效的替代措施,努力降低身体约束率或使身体约束更具合理化,减少因身体约束带来的负性质量问题,从而提高住院患者的安全性,提高人文护理质量。

(三)指标来源/文件

1.《国家护理质量数据平台(2019版)》。

2.《护理敏感质量指标监测基本数据集实施指南(2018版)》,第三章(护理敏感质量指标集)。

3.《护理敏感质量指标实用手册(2016版)》,第九章(住院患者身体约束率)。

4. Implementation Guide for the NQF Endorsed Nursing Sensitive Care Measure Set, 2009.

(四)公式及计算细则

(1)公式

$$住院患者身体约束率 = \frac{同期住院患者身体约束日数}{统计周期内住院患者实际占用床日数} \times 100\%$$

(2)分子:统计周期内住院患者身体约束日数。统计周期内同一住院患者每日使用1次或1次以上约束均计为1天,约束1个部位或同时约束多个部位均计1天。

(3) 分母：统计周期内住院患者实际占用床日数。

（五）指标采集与分析频率

1. 采集频率：住院患者身体约束数据每季度采集 1 次，并记录留档。

2. 分析频率：住院患者身体约束数据每季度分析 1 次，形成报告。

第三节　结　局　指　标

一、NSQI‐04 非计划拔管发生率

（一）指标定义

非计划拔管率：指统计周期内住院患者发生的某导管非计划拔管例次数与该导管留置总日数的比例。

（二）指标意义

非计划拔管（unplanned extubation，UEX）是指非诊疗计划范畴内的拔管。UEX 率是反应患者安全的重要指标，通过监测 UEX 率，有助于及时发现非计划拔管的现状、趋势、特征及危险因素，为其预防、控制和质量改进目标制定提供科学依据，提升医护团队服务的规范性、专业性。

（三）指标来源／文件

1.《国家护理质量数据平台（2019 版）》。

2.《护理敏感质量指标监测基本数据集实施指南（2018 版）》，第三章（护理敏感质量指标集）。

3.《护理敏感质量指标实用手册（2016 版）》，第十章（插管患者非计划拔管发生率）。

4.《三级综合医院评审标准实施细则（2011 版）》。

（四）公式及计算细则

(1) 公式

$$非计划拔管率(‰) = \frac{同期该导管非计划拔管例次数}{统计周期内某导管留置总日数} \times 1\,000‰$$

(2) 分子：统计周期内病区患者该导管 UEX 例次数。为患者入院后的

某导管非计划拔管例次数,同一患者在同一次住院期间 N 次拔除某一导管,分子需记为 N。

(3) 分母:统计周期内病区该导管的留置总日数。为确定每日零点病区住院患者某导管数之和。

(4) 导管类别:气管导管、胃肠管(经口鼻)、经外周中心静脉置管(PICC)、中心静脉导管(CVC)、导尿管等。

(五) 指标采集与分析频率

1. 采集频率:非计划性拔管数据每季度采集 1 次,并记录留档。

2. 分析频率:非计划性拔管数据每季度分析 1 次,形成报告。

二、NSQI-05 导尿管相关尿路感染发生率

(一) 指标定义

导尿管相关尿路感染发生率:指在一定统计周期内,留置导尿管的住院患者单位插管时间中新发生导尿管相关尿路感染的频率。

(二) 指标意义

导尿管相关尿路感染(catheter-associated urinary tract infection, CAUTI)是指患者留置导尿管后,或者拔除导尿管 48 h 内发生的泌尿系统感染。CAUTI 发生率与护理人员消毒隔离、无菌技术和手卫生执行等情况密切相关。监测该指标能够及时发现医院内感染异动与护理环节薄弱点,保证有效的感染管理和预防,降低感染的发生,提高患者护理质量。

(三) 指标来源/文件

1. 《国家护理质量数据平台(2019 版)》。

2. 《护理敏感质量指标监测基本数据集实施指南(2018 版)》,第三章(护理敏感质量指标集)。

3. 《医院感染监测基本数据集及质量控制指标集实施指南(2016 版)》,第三章(IIHAI-13 导尿管相关尿路感染发病率)。

4. 《护理敏感质量指标实用手册(2016 版)》,第十一章(ICU 导尿管相关尿路感染发生率)。

5. 《医院感染管理质量控制标准(2015 版)》,国卫办医函〔2015〕252 号。

6.《三级综合医院医疗质量管理与控制指标(2011 年版)》,卫办医政函〔2011〕54 号。

7.《三级综合医院评审标准实施细则(2011 年版)》,卫办医管发〔2011〕148 号。

8.《WS/T312—2009 医院感染监测规范》,卫通〔2009〕10 号。

9. Implementation Guide for the NQF Endorsed Nursing-Sensitive Care Measure Set,2009.

(四) 公式及计算细则

(1) 公式

$$\text{导尿管相关尿路感染发生率} = \frac{\text{同期留置导尿管患者中尿路感染发生例次数}}{\text{统计周期内患者导尿管留置总日数}} \times 1\,000\text{‰}$$

(2) 分子:统计周期内住院病区患者中新发生导尿管相关尿路感染的例次数。留置导尿管患者中尿路感染发生例次数是指在统计周期内所监测患者发生尿路感染的例次数总和,若该患者在监测期间发生了 2 次及 2 次以上的尿路感染,应计算相应的次数。

(3) 分母:统计周期内每日零点时住院病区患者中导尿管使用人数之和。住院患者导尿管留置总日数是住院患者导尿管使用长期医嘱执行跨越零点的次数。

(五) 指标采集与分析频率

1. 采集频率:CAUTI 数据每季度采集 1 次,并记录留档。

2. 分析频率:CAUTI 数据每季度分析 1 次,形成报告。

三、NSQI-06 呼吸机相关肺炎发生率

(一) 指标定义

呼吸机相关性肺炎发生率:指在一定统计周期内,使用呼吸机的住院患者单位插管时间中新发生呼吸机相关肺炎的频率。

(二) 指标意义

呼吸机相关性肺炎(ventilator associate pneumonia,VAP)是指建立人

工气道(气管插管或气管切开)并接受机械通气时所发生的肺炎,包括发生肺炎48h内曾经使用人工气道进行机械通气者。VAP发生率的高低与医护人员的消毒隔离、无菌技术、气管导管集束化措施和手卫生执行等情况密切相关,可指引临床管理者把控过程质量。本指标可用于同级医院间横向比较,评价医院感染控制与护理管理质量。

(三) 指标来源/文件

1.《国家护理质量数据平台(2019版)》。

2.《护理敏感质量指标监测基本数据集实施指南(2018版)》,第三章(护理敏感质量指标集)。

3.《医院感染监测基本数据集及质量控制指标集实施指南(2016版)》,第三章(IIHAI-15 呼吸机相关性肺炎发病率)。

4.《护理敏感质量指标实用手册(2016版)》,第十三章(ICU呼吸机相关性肺炎发生率)。

5.《医院感染管理质量控制标准(2015版)》,国卫办医函〔2015〕252号。

6.《三级综合医院医疗质量管理与控制指标(2011年版)》,卫办医政函〔2011〕54号。

7.《三级综合医院评审标准实施细则(2011年版)》,卫办医管发〔2011〕148号。

8.《WS/T312—2009 医院感染监测规范》,卫通〔2009〕10号。

9. Implementation Guide for the NQF Endorsed Nursing-Sensitive Care Measure Set, 2009.

(四) 公式及计算细则

(1) 公式

$$呼吸机相关性肺炎发生率 = \frac{同期呼吸机相关肺炎感染发生例次数}{统计周期内有创机械通气的总日数} \times 1\,000‰$$

(2) 分子:统计周期内住院病区患者中新发生呼吸机相关肺炎的例次数。呼吸机相关肺炎例次数是指在统计周期内所有经人工气道机械通气患者发生呼吸机相关肺炎的例次数总和,若该患者在监测期间发生了2次及2

次以上的呼吸机相关肺炎,应计算相应的次数。

（3）分母：统计周期内每日零点时住院病区患者中有创机械通气使用人数之和。住院患者呼吸机使用天数是住院患者呼吸机使用长期医嘱执行跨越零点的次数。

（五）指标采集与分析频率

1. 采集频率：VAP数据每季度采集1次,并记录留档。

2. 分析频率：VAP数据每季度分析1次,形成报告。

四、NSQI-07 中心血管导管相关血流感染发生率

（一）指标定义

中心血管导管相关血流感染率：指在一定统计周期内,使用中心血管导管的住院患者单位插管时间内新发生中心血管导管相关血流感染的频率。

（二）指标意义

中心血管导管相关血流感染(central line-associated bloodstream infection, CLABSI)是指患者留置中心血管导管期间或拔除中心血管导管48 h内发生的原发性且与其他部位存在感染无关的血流感染。CLABSI发生率的高低与医护人员的消毒隔离、无菌技术、中心血管导管集束化措施和手卫生执行等情况密切相关,可指引临床管理者把控过程质量。本指标可用于同级医院间横向比较,评价医院感染控制与护理管理质量。

（三）指标来源/文件

1.《国家护理质量数据平台(2019版)》。

2.《护理敏感质量指标监测基本数据集实施指南(2018版)》,第三章(护理敏感质量指标集)。

3.《医院感染监测基本数据集及质量控制指标集实施指南(2016版)》,第三章(IIHAI-14 中央血管导管相关血流感染发病率)。

4.《护理敏感质量指标实用手册(2016版)》,第十二章(ICU中心导管相关血流感染发生率)。

5.《医院感染管理质量控制标准(2015版)》,国卫办医函〔2015〕252号。

6.《三级综合医院医疗质量管理与控制指标(2011年版)》,卫办医政函

〔2011〕54号。

7.《三级综合医院评审标准实施细则(2011年版)》,卫办医管发〔2011〕148号。

8.《WS/T312—2009医院感染监测规范》,卫通〔2009〕10号。

9. Implementation Guide for the NQF Endorsed Nursing-Sensitive Care Measure Set, 2009.

(四) 公式及计算细则

1. CVC相关血流感染发生率

(1) 公式

$$CVC相关血流感染发生率 = \frac{同期CVC相关血流感染发生例次数}{统计周期内CVC留置总日数} \times 1\,000‰$$

(2) 分子：统计周期内住院病区患者中新发生CVC相关血流感染的例次数。CVC相关血流感染例次数是指在统计周期内所监测患者发生CVC血流感染的例次数总和,若该患者在监测期间发生了2次及2次以上的CVC相关血流感染,应计算相应的次数。

(3) 分母：统计周期内每日零点时住院病区患者CVC使用人数之和。住院患者CVC留置总日数是住院患者CVC使用长期医嘱执行跨越零点的次数。

2. PICC相关血流感染发生

(1) 公式

$$PICC相关血流感染发生率 = \frac{同期PICC相关血流感染发生例次数}{统计周期内PICC留置总日数} \times 1\,000‰$$

(2) 分子：统计周期内住院病区患者中新发生PICC相关血流感染的例次数。PICC相关血流感染例次数是指在统计周期内所监测患者发生PICC血流感染的例次数总和,若该患者在监测期间发生了2次及2次以上的PICC相关血流感染,应计算相应的次数。

(3) 分母：统计周期内每日零点时住院病区患者PICC使用人数之和。住院患者PICC留置总日数是住院患者PICC使用长期医嘱执行跨越零点的次数。

3. 中心血管导管相关血流感染发生率

（1）公式

$$\text{中心血管导管相关血流感染发生率} = \frac{\text{同期中心血管导管相关血流感染发生例次数}}{\text{统计周期内中心血管导管留置总日数}} \times 1\,000‰$$

（2）分子：中心血管导管相关血流感染例次数是指在统计周期内所监测患者发生中心血管导管相关血流感染的例次数总和，即该患者在监测期间发生的 CVC 和 PICC 相关血流感染的例次数之和。

（3）分母：统计周期内每日零点时住院病区患者中心血管导管使用人数之和，即 CVC 和 PICC 使用人数之和。

（五）指标采集与分析频率

1. 采集频率：CLABSI 数据每季度采集 1 次，并记录留档。

2. 分析频率：CLABSI 数据每季度分析 1 次，形成报告。

五、NSQI-09 住院患者跌倒发生率

（一）指标定义

住院患者跌倒发生率：指统计周期内住院患者跌倒发生的例次数（包括造成或未造成伤害）占同期住院患者实际占用床日数的千分率。

（二）指标意义

通过对住院患者跌倒发生率指标的监测，了解所在医院或部门的跌倒发生率。通过原因分析和有效的对策实施，可以降低导致患者跌倒的风险及跌倒发生率，保障患者安全。

（三）指标来源/文件

1.《国家护理质量数据平台（2019 版）》。

2.《护理敏感质量指标监测基本数据集实施指南（2018 版）》，第三章（护理敏感质量指标集）。

3.《护理敏感质量指标实用手册（2016 版）》，第八章（住院患者跌倒发生率）。

4.《三级综合医疗机构评审标准实施细则（2011 版）》，第七章（住院患者的跌倒与原因）。

5. Implementation Guide for the NQF Endorsed Nursing-Sensitive Care Measure Set，2009.

(四) 公式及计算细则

1. 公式

$$住院患者跌倒发生率=\frac{同期住院患者中发生跌倒例次数}{统计周期内住院患者实际占用床日数}\times1\,000‰$$

2. 分子：统计周期内住院患者中发生跌倒的例次数。同一患者多次跌倒每次都要计1例。

3. 分母：统计周期内住院患者实际占用床日数。

(五) 指标采集与分析频率

1. 采集频率：住院患者跌倒数据每季度采集1次，并记录留档。

2. 分析频率：住院患者跌倒数据每季度分析1次，形成报告。

六、NSQI-10 住院患者跌倒伤害率

(一) 指标定义

1. 住院患者跌倒伤害率：指统计周期内住院患者中发生跌倒伤害例次数占同期住院患者中发生跌倒例次数的百分比。

2. 跌倒伤害某等级比率：跌倒伤害定义是指患者跌倒后造成不同程度的伤害甚至死亡。依据对患者造成的影响，跌倒又细分为无伤害、Ⅰ级伤害（皮肤瘀伤或擦伤）、Ⅱ级伤害（需要缝合或固定）、Ⅲ级伤害（需要手术或输血）和死亡，共5个等级。

(二) 指标意义

通过对住院患者跌倒发生率指标的监测，了解所在医院或部门的跌倒发生率。通过原因分析和有效的对策实施，可以降低导致患者跌倒的风险及跌倒发生率，保障患者安全。

(三) 指标来源/文件

1.《国家护理质量数据平台(2019版)》。

2.《护理敏感质量指标监测基本数据集实施指南(2018版)》，第三章(护

理敏感质量指标集)。

3.《护理敏感质量指标实用手册(2016版)》,第八章(住院患者跌倒发生率)。

4.《三级综合医疗机构评审标准实施细则(2011版)》,第七章(住院患者的跌倒与原因)。

5. Implementation Guide for the NQF Endorsed Nursing-Sensitive Care Measure Set, 2009.

(四) 公式及计算细则

1. 住院患者跌倒伤害率

(1) 公式

$$住院患者跌倒伤害率 = \frac{同期住院患者中发生跌倒伤害例次数}{统计周期内住院患者跌倒例次数} \times 100\%$$

(2) 分子:统计周期内住院患者中发生跌倒伤害的例次数。

(3) 分母:统计周期内住院患者中发生跌倒的例次数。同一患者多次跌倒每次都要计1例。

2. 跌倒伤害某等级比率(占比)

(1) 公式

$$跌倒伤害某等级比率 = \frac{同期住院患者中发生某等级跌倒伤害例次数}{统计周期内住院患者中发生跌倒伤害例次数} \times 100\%$$

(2) 分子:统计周期内住院患者中发生某等级跌倒伤害的例次数。

(3) 分母:统计周期内住院患者中发生跌倒伤害的例次数。

(五) 指标采集与分析频率

1. 采集频率:住院患者跌倒数据每季度采集1次,并记录留档。

2. 分析频率:住院患者跌倒数据每季度分析1次,形成报告。

七、NSQI-11 住院患者院内压力性损伤发生率

(一) 指标定义

住院患者院内压力性损伤发生率:指统计周期内住院患者压力性损伤

新发病例数与统计周期内住院患者总数的百分比。

(二) 指标意义

通过对压力性损伤发生率的监测可以了解其发生的现状、趋势、特征及其影响因素，为其预防、控制等管理活动提供依据，以进行历史性、阶段性的自身比较，或与国家、地区标杆水平相比较，并进行目标性改善。旨在减少院内压力性损伤发生，减轻患者痛苦，提高其生活质量。

(三) 指标来源/文件

1.《国家护理质量数据平台(2019版)》。

2.《护理敏感质量指标监测基本数据集实施指南(2018版)》，第三章(护理敏感质量指标集)。

3.《护理敏感质量指标实用手册(2016版)》，第八章(院内压疮发生率)。

4.《三级综合医疗机构评审标准实施细则(2011版)》。

5. NPUAP2016 压力性损伤专家共识。

6. Implementation Guide for the NQF Endorsed Nursing-Sensitive Care Measure Set，2009.

7. EPUAP/NPUAP/PPPIA 快速参考指南：压疮的预防和治疗。

8.《美国国家压疮咨询委员会压力性损伤指南(2016版)》。

(四) 公式及计算细则

1. 住院患者院内压力性损伤发生率

(1) 公式

$$住院患者院内压力性损伤发生率 = \frac{同期内住院患者院内压力性损伤新发病例数}{统计周期内住院患者总数} \times 100\%$$

(2) 分子：统计周期内住院病区患者中新发院内压力性损伤的例数。院外带入压力性损伤患者又发生了新部位的压力性损伤也计算为1例。住院患者中在统计周期内发生1处及以上压力性损伤者，计算为1例。

(3) 分母：统计周期内住院病区住院患者总数。住院患者总数是统计周期初在院患者数与统计周期内新入院患者数之和。

2. 住院患者 2 期及以上院内压力性损伤发生率

（1）公式

$$住院患者2期及以上院内压力性损伤发生率 = \frac{住院患者2期及以上院内压力性损伤新发病例数}{统计周期内住院患者总数} \times 100\%$$

（2）分子：统计周期内住院病区患者中新发 2 期及以上院内压力性损伤的例数。院外带入压力性损伤患者又发生了新部位的 2 期及以上压力性损伤也计算为 1 例。住院患者中在统计周期内发生 1 处及以上，2 期及以上压力性损伤者，计算为 1 例。

（3）分母：统计周期内住院病区住院患者总数。住院患者总数是统计周期初在院患者数与统计周期内新入院患者数之和。

（五）指标采集与分析频率

1. 采集频率：院内压力性损伤数据每季度采集 1 次，并记录留档。

2. 分析频率：院内压力性损伤数据每季度分析 1 次，形成报告。

八、NSQI‐12 住院患者院内压力性损伤现患率

（一）指标定义

住院患者院内压力性损伤现患率：指某一特定时间点住院患者中已经发生压力性损伤的总人数与该时间点参与调查患者总数的百分比。

（二）指标意义

反映医院压力性损伤现存情况，分析压力性损伤流行趋势，也可以佐证院内压力性损伤发生率的真实性，还可以用于不同目的的现患率调查，如住院患者压力性损伤现患率，院内获得性压力性损伤现患率，某病区压力性损伤现患率和医疗器械相关性压力性损伤现患率。

（三）指标来源/文件

1.《国家护理质量数据平台（2019 版）》。

2.《护理敏感质量指标监测基本数据集实施指南（2018 版）》，第三章（护理敏感质量指标集）。

3.《护理敏感质量指标实用手册（2016 版）》，第八章（院内压疮发生率）。

4.《三级综合医疗机构评审标准实施细则(2011版)》,分子：入住急性照护有一处或多处压力性损伤的患者人次,分母：住院患者例数或总床日数。

5. NPUAP2016压力性损伤专家共识。

6. Implementation Guide for the NQF Endorsed Nursing-Sensitive Care Measure Set，2009。

7. EPUAP/NPUAP/PPPIA 快速参考指南：压疮的预防和治疗。

8.《美国国家压疮咨询委员会压力性损伤指南(2016版)》。

(四) 公式及计算细则

1. 公式

$$住院患者压力性损伤现患率 = \frac{该时点住院患者压力性损伤病例数}{某一时点参与调查的住院患者总数} \times 100\%$$

2. 以住院病区为例：① 分子：确定某时点住院病区住院患者压力性损伤病例数；② 分母：确定该时点参与调查的住院病区住院患者总数。

(五) 指标采集与分析频率

1. 采集频率

住院患者压力性损伤现患率数据每季采集1次,使用国家护理中心统一的压力性损伤现患率调查表,由经过培训的人员进行调查,并记录留档。

2. 分析频率

住院患者压力性损伤现患率数据每季分析1次,并与该医疗机构的住院患者压力性损伤发生率、住院患者院内压力性损伤现患率和院外带入压力性损伤现患率相互比较和印证。

第三章
上海市护理质量指标

第一节 通用护理质量指标

一、住院患者给药错误发生率

(一) 指标定义

住院患者给药错误发生率：指统计周期内住院患者给药错误发生次数占统计周期内住院患者总数的百分比。

(二) 指标意义

给药错误(medication administration errors，MAE)指患者实际接受的药物与医嘱出现了偏差，占所有用药错误的 14.9%～59.0%。在全球范围内，与药物差错相关的成本估计每年高达 420 亿美元，占全球卫生总支出的近 1%。仅在美国，用药错误每日造成至少 1 人死亡，每年伤及约 130 万人。给药错误的不良后果不仅包括增加患者的心理、身体伤害以及医疗费用，还会打击护士的职业地位、从业信心。如何减少护士给药错误的发生，是提高患者安全的关键。

(三) 指标类别

结果指标。

(四) 公式及计算细则

1. 公式

$$住院患者给药错误发生率 = \frac{同期住院患者给药错误发生次数}{统计周期内住院患者总数} \times 100\%$$

2. 计算细则

（1）分子：给药错误是指护理人员在实施给药阶段的错误，指患者实际接收的药物与医嘱之间的差异。给药错误发生次数是指在统计周期内所监测患者发生给药错误的总和，如果患者在监测期间发生 2 次及以上给药错误，则每次给药错误都需要计 1 例。

（2）分母：统计周期内住院患者总数，即住院患者总数是统计周期初在院患者数与统计周期内新入院患者数之和。

（3）纳入群体：住院患者。

（4）排除群体：门、急诊患者。

（五）数据来源及采集方法

1. 统计周期内住院患者总数。可通过医院电子病历系统、HIS 系统等院内信息系统获得住院患者总数。

2. 给药错误发生次数。通过医院护理管理系统等院内信息系统获得给药错误发生次数。

3. 如医院没有信息系统。可通过 Office 等办公软件建立相关信息收集表，统计相关数据信息。

（六）数据收集频度

根据医院护理管理部门的要求，确定统计周期的时长，如每月、每季度、每年，按照不同时长进行数据收集。

（七）指标分析建议

1. 护理安全管理是护理质量的核心目标，而正确给药不仅仅关系到治疗效果，更关系到患者的生命安全。因此，正确给药是护理质量管理中的重中之重。

2. 给药错误的发生与医院的整体管理、护理质量等密切相关，是护理安全管理质量的客观指标之一。护士是临床用药的直接执行者，工作具有相对的独立性，也是给药错误的易发环节。因此，避免护士发生给药错误一直是研究的热点。针对护士年资低、临床工作经验不足、相关知识储备不够、制度及流程执行不利等原因造成的给药错误，既往已有较多研究并进行了相应的对策探讨与措施的实施，均取得了较好的效果。

3. 保证患者安全是护理质量管理的重点,而给药错误防范方法的应用则有利于保证患者安全,通过连续数据监测,掌握临床给药错误发生率的变化趋势,可以了解质量改进措施的应用效果,为护理管理者进行持续性护理质量改进提供依据。

二、疼痛评估准确率

（一）指标定义

1. 疼痛(pain)评估的准确率

指统计周期内住院疼痛患者疼痛评估正确的次数占统计周期内住院疼痛患者疼痛评估总次数的百分比。

2. 疼痛

国际疼痛研究学会（International Association for the Study Pain，IASP）将疼痛定义为一种与组织损伤或潜在组织损伤相关的感觉、情感、认知和社会维度的痛苦体验。

3. 疼痛评估

疼痛评估是采用恰当的评估工具对患者疼痛的程度、部位、性质等相关内容进行评价的过程。它是一个长期动态的评估趋势过程,而非某个时间点的即时疼痛评估。患者的主诉是疼痛评估的"金标准"。

（二）指标意义

从2002年开始,一个共识逐渐在国际医疗界达成——慢性疼痛是一种疾病。世界卫生组织更是将疼痛确定为继血压、呼吸、脉搏、体温之后的"第五大生命体征"。全面规范的疼痛评估可以随时监测患者疼痛的特征及程度,为临床治疗提供指导和帮助。对于减轻缓解患者疼痛,提高患者生活质量,增强战胜病魔的信心有重要的意义。

疼痛评估的准确率是可以通过护士的主导去改善的指标。通过规范化的培训,加强护士对疼痛患者相关知识的宣教,纠正其错误的认知,使患者学会正确的表达疼痛；护士选择正确的评估工具,量化、常规、动态、全面地评估疼痛。提高疼痛评估的准确率,有利于了解患者疼痛的变化,更好地控制疼痛。

护理管理者可以通过了解统计周期内住院患者疼痛评估准确率的情

况,分析疼痛评估各环节要素之间的关联,追踪和解剖问题的根源,有针对性地进行培训和改进,促使疼痛护理管理得到不断完善。

(三) 指标类别

过程指标。

(四) 公式及计算细则

1. 公式

$$疼痛评估准确率=\frac{同期住院患者疼痛评估准确的次数}{统计周期内疼痛患者疼痛评估的总次数}\times100\%$$

2. 计算细则

(1) 分子:统计周期内疼痛患者疼痛评估正确的次数。其中包括常规评估、量化评估、全面评估及动态评估,以上4点全部正确为疼痛评估正确。如果患者每日疼痛评估的次数超过1次,则每次评估都算作1次。

(2) 分母:统计周期内进行住院疼痛患者疼痛评估的总次数。

(3) 纳入群体:住院疼痛患者,包括癌性疼痛患者,以及手术等其他疼痛患者,且疼痛评分不是0分。

(4) 排除群体:门诊患者,出院患者;住院的疼痛评分是0分的患者。

(五) 数据来源及采集方法

1. 数据来源

计算疼痛评估的正确率,首先要确定统计周期,然后通过护理电子病历系统中的体温单、全面疼痛评估表,获得统计周期内住院疼痛患者疼痛评估的数据。发现护士评估不正确时,同时收集护士和患者的一般资料以及患者疼痛相关信息等,以便进一步原因分析。其中体温单能直观体现患者疼痛变化的趋势,全面疼痛评估表对患者的疼痛情况进行全面的记录。

2. 采集的方法

(1) 常规评估:护士主动询问患者有无疼痛,常规进行疼痛评估。首次常规疼痛评估应当在患者入院后8h内完成,有疼痛症状的患者,应将疼痛评估列入护理常规进行连续评估和记录。轻度疼痛每日评估1次;中、重度疼痛及长期采用止痛治疗的患者每日评估3次;爆发痛发作,实施止痛治疗后需要根据药物达到峰值的时间进行再次评估疼痛,如止痛药物口服给药后 60 min 复评,皮下给药后 30 min 复评,静脉给药后 15 min 复评。

(2) 量化评估:使用疼痛程度评估量表等量化标准评估患者疼痛主观感受程度,并相信患者关于疼痛的主诉。疼痛量化评估可使用数字分级法(numeric rating scale,NRS)、面部表情评估量表法(face pain scale-revised, FPS-R)、主诉疼痛程度分级法(verbal rating scale,VRS)等。

(3) 全面评估:护士应评估患者肿瘤及疼痛病史,评估疼痛部位、性质、程度、疼痛对日常生活等方面的影响。

1) 疼痛的部位及范围:了解患者主诉疼痛的部位及范围,包括多处疼痛的部位。

2) 疼痛特性:① 疼痛发生及持续时间:持续性或间歇性。② 疼痛性质:刀割痛、酸胀痛、闷胀痛、撕扯痛、压榨痛、牵拉痛、烧灼痛、针刺痛、电击痛、切割痛、暴烈痛、绞痛、抽搐样疼痛或麻痹痛等,有时患者诉酸痛感也是疼痛的一种感觉。

3) 造成疼痛原因:如肿瘤侵犯、诊断性检查、肿瘤治疗、因肿瘤所引起的并发症、手术等。

4) 疼痛加重的原因:如按摩、活动、失眠、咳嗽、压迫疼痛部位、噪声、生气、便秘、病情进展等。

5) 疼痛的伴随症状:包括生命体征、恶心、呕吐、便秘、腹泻、皮肤瘙痒、口干、眩晕、肢体麻木、焦虑、抑郁、发热、强迫体位等。

6) 疼痛对生活质量的影响:包括情绪、行走能力、生活兴趣、睡眠、日常工作及与他人关系等方面。

7) 疼痛的治疗史:了解止痛药的名称、剂量、用法、止痛效果等。

(4) 动态评估:是指持续、动态评估患者疼痛的发作、治疗效果及疼痛所引起的伴随症状,以及止痛治疗的不良反应等。

(六) 数据收集频度

根据医院护理管理部门的要求,确定统计周期的时长,如每月、每季度、每年,按照不同时长进行数据收集。如每月统计疼痛评估的准确率,则应该在下月初收集上月住院疼痛患者疼痛评估正确的次数以及疼痛评估的总次数。

(七) 指标分析建议

护理管理者可以通过指标分析监控疼痛管理效果及疼痛护理质量,抓住疼痛护理工作中的薄弱环节,从护理人员、患者和质量监管三个方面进行重点干预,通过加强护理人员的管理培训、强化患者教育等措施,促进疼痛护理质量的持续改进,最终提高患者的生活质量。

患者作为疼痛评估的对象,其感受是疼痛评估的关键,但由于患者疼痛管理观念错误、服药依从性差等原因,其主诉可能存在不真实性,从而影响疼痛评估的准确率。因此,患者教育是重要环节。

护士是疼痛管理的实施者和监控者,护士自身认知和知识水平会对疼痛评估造成影响,其中对疼痛程度的评估错误、记录错误以及缺乏对患者情况的综合性评估是影响评估正确率的关键。因此,应从提高护士癌痛相关知识和规范癌痛评估记录等方面进行改善,从而提高疼痛评估质量。

三、住院患者营养风险筛查率

(一) 指标定义

住院患者营养风险筛查率:指统计周期内住院患者接受营养风险筛查的人数占同期住院患者总人数的比例。

(二) 指标意义

采用有较好信效度的量表对住院患者进行营养风险筛查,为住院患者的营养治疗方案提供参考意见,根据患者的循环状态、代谢状态、器官功能状态制定适当营养目标、营养途径、营养制剂等。该指标旨在监测危重症患者接受营养风险筛查的情况。

(三) 指标类别

过程指标。

(四) 公式及计算细则

1. 公式

$$住院患者营养风险筛查率 = \frac{同期住院患者接受营养风险筛查的人数}{统计周期内住院患者总人数} \times 100\%$$

2. 计算细则

（1）分子：统计周期内接受过营养风险筛查的住院患者人数，即该患者接受过营养风险筛查计为1。

（2）分母：统计周期内住院患者总人数，即统计周期初住院患者人数加上统计周期内新入院患者总人数。

（五）数据来源及采集方法

1. 数据来源：分子数据通常来源于营养风险筛查表。分母数据通常来源于医院统计报表。

2. 采集方法：采集方法根据质量管理部门对其测量对象不同及信息化程度，建立不同的数据库报表，如纸质版报表、Excel报表、Access数据库报表、网络在线报表、信息化质控系统报表等。

数据来源与采集方法见表3-1。

表3-1 住院患者营养风险筛查率的数据来源与采集方法

变 量	资料来源1(手工填报)	资料来源2(信息化自动获取)
统计周期	由不同质量管理部门确定	
接受过营养风险筛查的住院患者人数	营养风险筛查表/护理记录单	由护理信息系统(NIS)自动获取
住院患者总人数	各护理单元填报的统计报表	由医院信息系统(HIS)获取

（六）数据收集频率

住院患者营养风险筛查率至少每季度采集1次。

（七）指标分析建议

根据统计周期建立报表，可横向对比不同护理单元的指标数据值，亦可纵向比较同一护理单元不同时期指标数据值。

四、住院患者VTE风险评估率

（一）指标定义

住院患者VTE风险评估率：指统计周期内住院患者接受血栓风险评估

例数占统计周期内住院患者总人数的百分比。

(二) 指标意义

静脉血栓栓塞症(venous thrombosis embolism，VTE)，包括深静脉血栓形成(deep veinous thrombosis，DVT)和肺血栓栓塞症(pulmonary thrombosis embolism，PTE)在内的一组血栓栓塞性疾病，是遗传性和获得性等多种危险因素共同作用的全身性疾病，是住院患者的常见并发症和重要死亡原因之一。近年来，静脉血栓形成有逐渐增加的趋势，血栓的形成严重影响患者的术后康复，增加患者的经济负担和心理压力，严重者可危及患者生命，VTE形成的临床特点以及治疗的特殊性决定了其护理工作的特殊性。

因此，通过监控住院患者VTE风险评估率，分析住院患者静脉血栓发生的现状、趋势、特征及影响因素，可以审查预防静脉血栓的护理过程是否规范，制定物理预防VTE的相关流程，采取相应干预措施，降低VTE发生率，促进患者康复。

(三) 指标类别

过程指标。

(四) 公式及计算细则

1. 公式

$$住院患者VTE风险评估率 = \frac{同期住院患者接受VTE风险评估人数}{统计周期内住院患者总人数} \times 100\%$$

2. 计算细则

(1) 分子：统计周期内接受VET风险评估的住院患者总人数，如果患者在一家医院不同科室或者在统计周期内多次评估血栓，均作为1例计算。

(2) 分母：住院患者总人数是指在统计周期内住院患者总人数。

(3) 纳入群体：住院患者。

(4) 排除群体：门诊、急诊患者。

(五) 数据来源及采集方法

1. 统计周期内住院患者总数。可通过医院电子病历系统、HIS系统等院内信息系统获得住院患者总数。

2. 统计周期内血栓风险评估例数。

（1）通过医院护理管理系统等院内信息系统获得新发深静脉血栓的例数。

（2）静脉血栓观察记录表：临床护士根据血栓风险评估工具对患者进行评估（24 h内），被确定为具有血栓风险或已发生血栓的患者，填写其基本资料、风险评分、血栓部位及处理措施等信息，并持续动态评估（通过电子或手工上报表）。

（六）数据收集频度

根据医院护理管理部门的要求，确定统计周期的时长，如每月、每季度、每年，按照不同时长进行数据收集。如每月统计住院患者VTE风险评估率，则应该在下月初收集上月的住院患者总日数和血栓评估例数。

（七）指标分析建议

1. 住院患者VTE风险评估率是血管专科护理质量的一项重要指标，其作为结果指标直接反映了血管通路护理的质量，间接反映了医疗机构的整体护理水平和管理水平。

2. 通过分析住院患者VTE风险评估率，可以了解医院住院患者VTE风险评估的现况，以及与其他地区、国家标杆和基线水平比较，促进医疗机构发现自身存在的问题，进行持续质量改进。静脉血栓早期诊断、早期治疗的发展，对于改善患者疾病预后及致死性静脉血栓的发生，有效降低血栓后综合征的发生，明显提高患者生活质量，减轻患者及国家经济负担。

3. 应当做好VTE风险评估中检查检验项目的提前告知。每个需要实行VTE药物和物理预防的患者，都必须提前告知本人及其家属，必要时应当签署知情同意书。治疗相关知情同意书的内容包括：评估结果、预期的治疗结果、存在的风险、替代医疗方案及患者最终选择方案的复抄内容、患者/监护人/授权代理人签名、医师签名等。

第二节　专科护理质量指标

一、急诊、危重症护理质量指标

(一) ICU 心电监护仪报警设置合格率

1. 指标定义

ICU 心电监护仪报警设置合格率：指在统计周期内 ICU 心电监护仪报警设置合格例次数占同期检查 ICU 心电监护仪报警设置总次数的比例。

2. 指标意义

心电监护仪是持续监测危重症患生命体征的重要仪器设备，合理的报警设置是监护仪有效工作的前提，有利于准确地向医务人员反应患者的病情变化，使医务人员及时处置，挽救患者生命。医护人员应根据患者病情、政策法规、标准、指南等制定符合患者实际情况的报警设置。若报警范围设置不当可能导致无效报警增多，医务人员对报警不信任，导致报警疲劳，使得对监护仪报警的敏感性降低，反应延迟，甚至关闭报警，产生危害患者安全的风险。

3. 指标类别

过程指标。

4. 公式及计算细则

(1) 公式

$$\text{ICU 心电监护仪报警设置合格率} = \frac{\text{同期 ICU 心电监护仪报警设置合格例次数}}{\text{统计周期内检查 ICU 心电监护仪报警设置总次数}} \times 100\%$$

(2) 分子：统计周期内 ICU 心电监护仪报警设置合格例次数。心电监护仪报警设置合格即报警设置符合患者病情需要。可根据政策法规、标准、指南等制定心电监护仪各项参数的报警上下限。报警设置开启且上下限设置符合要求则计为 1。

(3) 分母：统计周期内检查 ICU 心电监护仪报警设置总次数，若同一名患者有 n 台心电监护仪，则计为 n。

5. 数据来源及采集方法

(1) 数据来源：分子数据与分母数据通常来源于心电监护仪报警设置核查表，见表3-2。

表3-2 核查表举例：心电监护仪报警设置核查表

核查日期：___ 床号	心率报警设置		血压报警设置		呼吸报警设置		氧饱和度报警设置		心电监护仪报警设置是否合格
	上限	下限	上限	下限	上限	下限	上限	下限	

说明：心率、血压、呼吸、氧饱和度报警设置上下限核查时合格打"√"，不合格打"×"，报警关闭打"⊗"。4项报警设置均合格则"心电监护仪报警设置是否合格"为合格，计为1。

(2) 采集方法：采集方法根据质量管理部门对其测量对象不同及信息化程度，建立不同的数据库报表，如纸质版报表、Excel报表、Access数据库报表、网络在线报表、信息化质控系统报表等。

数据来源与采集方法见表3-3。

表3-3 计算ICU心电监护仪报警设置合格率的数据来源与采集方法

变量	资料来源1(手工填报)	资料来源2(信息化自动获取)
统计周期	由不同质量管理部门确定	
心电监护仪报警设置合格例次数	心电监护仪报警设置核查表	/
检查心电监护仪患者总人次数	心电监护仪报警设置核查表	/

6. 数据收集频率

ICU心电监护仪报警设置合格率根据质量控制需要进行核查，至少每月采集1次。核查时可采取抽查方式，选定某个时间对病区内所有正在使用的监护仪的报警设置进行核查。

7. 指标分析建议

根据统计周期建立报表，可横向对比不同危重症护理单元的指标数据值，亦可纵向比较同一危重症护理单元不同时期指标数据值。

(二) 危重症患者转运交接规范符合率

1. 指标定义

危重症患者转运交接规范符合率：指统计周期内符合规范性的危重症患者转运交接例次数占同期危重症患者转运交接的总例次数的比例。

2. 指标意义

危重症患者转运交接是危重症患者管理的重要组成部分之一。建议各单位参照中华医学会重症医学分会2010颁布的《中国重症患者转运指南(草案,2010)》，根据本单位的实际情况，制定适合自己单位的重症患者转运规范，包括但不限于以下内容：转运决策与知情同意、转运护送人员、转运设备、转运方式的选择、转运前准备、转运期间的监测与治疗、转运交接。该指标旨在监测危重症患者转运交接全过程的安全性。

3. 指标类别

过程指标。

4. 公式及计算细则

(1) 公式

$$\text{危重症患者转运交接规范符合率} = \frac{\text{同期符合规范的危重症患者转运交接例次数}}{\text{统计周期内危重症患者转运交接的总例次数}} \times 100\%$$

(2) 分子：统计周期内符合本单位规范的危重症患者转运交接例次数。若同1名危重症患者在监测期间经历2次及2次以上的符合规范的转运交接，则计算相应的次数。

(3) 分母：统计周期内危重症患者转运交接的总例次数。若同1名危重症患者在监测期间经历2次及2次以上的转运交接，则计算相应的次数。

5. 数据来源及采集方法

（1）数据来源：分子数据通常来源于危重症患者转运交接核查表。分母数据通常来源于病区转运交接登记表，见表3-4。

表3-4 登记表举例：病区转运交接登记表

日期	床号	住院号	目的地	转运流程是否规范

（2）采集方法：采集方法根据质量管理部门对其测量对象不同及信息化程度，建立不同的数据库报表，如纸质版报表、Excel报表、Access数据库报表、网络在线报表、信息化质控系统报表等。

数据来源与采集方法见表3-5。

表3-5 危重症患者转运交接规范符合率的数据来源与采集方法

变　量	资料来源1(手工填报)	资料来源2(信息化自动获取)
统计周期	由不同质量管理部门确定	
符合规范的危重症患者转运交接例次数	危重症患者转运交接核查表	由护理信息系统(NIS)自动获取
危重症患者转运交接的总例次数	各护理单元填报的病区转运交接登记表	由医院信息系统(HIS)获取

6. 数据收集频率

危重症患者转运交接规范符合率至少每季度采集1次。

7. 指标分析建议

根据统计周期的建立报表,可横向对比不同危重症护理单元的指标数据值,亦可纵向比较同一危重症护理单元不同时期指标数据值。

二、手术相关护理质量指标

(一) 手术安全核查执行率

1. 指标定义

手术安全核查执行率:指统计周期内执行手术安全核查患者人次数占同期手术患者总人次数的比例。

2. 指标意义

手术安全核查制度是国家卫生部在2010年3月出台的行业规章。手术安全核查要求参与手术操作的手术医生、麻醉医师、巡回护士三方人员在麻醉实施前、手术开始前、手术患者离开手术室前对患者的基本信息和手术信息进行安全核查,确保患者手术中身份正确、手术部位正确及手术方式正确。

实施手术安全核查是保障手术患者安全、确保手术顺利进行、预防手术差错的重要关卡,为手术室的医疗护理安全护理质量提供了客观的依据。手术安全核查执行率反映了患者医疗护理安全情况,监测该指标科室管理者了解手术核查情况,通过分析该指标,确保手术的安全。

3. 指标类别

过程指标。

4. 公式及计算细则

(1) 公式

$$手术安全核查执行率 = \frac{单位时间执行手术核查的患者人次数}{单位时间手术患者总人次数} \times 100\%$$

(2) 分子说明:执行安全核查的患者数是指在麻醉实施前、手术开始前、手术患者离开手术室前由参与手术操作的手术医生、麻醉医师、巡回护士三方人员对患者基本信息和手术信息进行安全核查的患者数。凡有一个环节未核查视为未核查。

(3) 分母说明：手术患者总人次数是指所有手术患者手术总次数，同一患者接受2次及以上手术，计为相应次数。

(4) 纳入群体：包括住院和门诊手术的患者。

5. 数据来源及采集方法

(1) 统计周期内手术患者数：可通过医院电子病历系统、HIS系统等院内信息系统获得。

(2) 执行手术核查的患者数：通过医院护理管理系统等院内信息系统获得数。

6. 数据收集频度

根据医院护理管理部门的要求，确定统计周期的时长，如每月、每季度、每年，按照不同时长进行数据收集。

(二) 髋关节置换术后假体脱位发生率

1. 指标定义

髋关节置换术后假体脱位发生率：指统计周期内实施髋关节置换术的患者（包括全髋置换和股骨头置换）术后发生假体脱位例次数占同期所有实施髋关节置换术的患者数的百分比。

2. 指标意义

反映骨科围手术期并发症的预防水平及预防脱位的健康教育水平。

3. 指标类别

结果指标。

4. 公式及计算细则

(1) 公式

$$\text{髋关节置换术后假体脱位发生率} = \frac{\text{同期全髋/半髋关节置换术后假体脱位发生例数}}{\text{统计全髋/半髋关节置换术患者总数}} \times 100\%$$

(2) 分子：假体脱位是指髋关节置换术后股骨头与髋臼构成的关节发生脱移位，包括半脱位（股骨颈的碰撞）和全脱位，以X线片为准。

(3) 分母：全髋/半髋关节置换术患者是指在统计周期内所实施该类手

术的患者。

(4) 纳入群体：在本院实施全髋/半髋关节置换术的患者。

(5) 排除群体：在外院行全髋/半髋关节置换术出现假体脱位的住院患者。

5. 数据来源及采集方法

(1) 统计周期内行全髋/半髋关节置换术住院患者人数：可通过医院电子病历系统、HIS系统等院内信息系统获得住院患者人数。

(2) 统计周期内行全髋/半髋关节置换术后假体脱位的发生例次数：通过医院护理管理系统、电子病历系统、HIS系统等院内信息系统获得。

6. 数据收集频度

根据手术特征确定统计周期为术后半年内。

(三) 介入诊疗术后股动脉穿刺点出血率

1. 指标定义

介入诊疗术后股动脉穿刺点出血率：指统计周期内介入诊疗术后股动脉穿刺点出血发生例次数占统计周期内所有经股动脉穿刺介入治疗的患者人数的百分比。

2. 指标意义

随着介入技术发展，经股动脉穿刺介入治疗术广泛应用于临床疾病治疗中，具有创伤小、疗效显著等特点，但因动脉压力高，股动脉穿刺术后穿刺点易出现出血、血肿甚至假性动脉瘤等术后并发症，影响术后恢复，所以介入术后穿刺点的观察及护理尤为重要。降低股动脉穿刺点出血发生率，可降低术后风险，提高护理质量及家属满意度。

3. 指标类别

结果指标。

4. 公式及计算细则

(1) 公式

$$介入治疗术后股动脉穿刺点出血发生率 = \frac{经股动脉穿刺点出血的患者例数}{所有经股动脉穿刺行介入治疗的患者总人数} \times 100\%$$

(2) 分子：介入诊疗术后股动脉穿刺点出血患者例数是指所有股动脉

进行穿刺返回病房后发生的出血例数。

（3）分母：经股动脉穿刺行介入治疗的患者总人数。

（4）纳入群体：所有经股动脉穿刺行介入治疗的住院患者。

（5）排除群体：经股动脉穿刺抽取血标本等非介入治疗患者。

5. 数据来源及采集方法

（1）统计周期内经股动脉穿刺行介入治疗的患者人数：可通过医院电子病历系统、HIS 系统等医院信息系统获得住院患者人数。

（2）统计周期内介入诊疗术后股动脉穿刺点出血发生例次数：通过医院护理管理系统、电子病历系统、HIS 系统等院内信息系统获得。

6. 数据收集频度

根据医院护理管理部门的要求，确定统计周期的时长，如每月、每季度、每年，按照不同时长进行数据收集。

三、妇产科护理质量指标

(一) 母婴同室纯母乳喂养率

1. 指标定义

（1）母婴同室纯母乳喂养率：统计周期内母婴同室纯母乳喂养的新生儿总数与同期母婴同室新生儿总数的百分比。

（2）相关概念定义：母婴同室新生儿纯母乳喂养是指除母乳以外，不给新生儿其他食物以及水包括饮料。

2. 指标意义

母乳是新生儿最佳的食品和饮料，任何代乳品都不能替代。代乳品的饮用将会影响新生儿近期及远期的健康。母婴同室期间护理人员的有效支持、帮助指导是纯母乳喂养成功的关键因素，也将为产妇出院延续纯母乳喂养奠定基础。因此，该指标结果反映了医院围生护理各环节工作的落实情况，包括母婴同室健康教育、分娩后早接触、早吸吮和因人而异的护理评估及帮助指导。

3. 指标类别

结果指标。

4. 公式及计算细则

(1) 公式

$$母婴同室纯母乳喂养率 = \frac{同期母婴同室纯母乳喂养新生儿人数}{统计周期内母婴同室新生儿总人数} \times 100\%$$

(2) 分子：同期母婴同室纯母乳喂养新生儿数是指新生儿自进入母婴同室起完全吃母乳，不添加任何代乳品列为统计对象。

(3) 分母：① 统计周期内母婴同室新生儿总人数。② 统计周期内由 ICU 转入母婴同室和有医疗指针医嘱添加代乳品的新生儿不列入母婴同室总数。

5. 数据来源及采集方法

(1) 数据来源：建立 24 h 喂养记录卡，每位产妇标记喂养情况，内容包括母乳亲喂、代乳品杯喂。

(2) 采集方法：责任护士每班检查记录卡并录入医院母婴同室母乳喂养信息系统，系统将采集到的纯母乳喂养数汇总并计算。

6. 数据收集频度

每个月。

7. 指标分析建议

母婴同室纯母乳喂养率是反映医院母乳喂养支持体系建立完善程度的客观指标，并为改善支持促进母乳喂养提供可靠依据。

指标分析需由医院管理部门、临床一线医护人员参与，共同寻找各层面问题与薄弱环节。其中，医护人员的认知与指导、医护工作模式，以及对母乳喂养常见问题的干预是影响母乳喂养成功的重要因素。

通过指标分析，要进一步完善母乳喂养支持体系，加强医护人员知识与技能培训，重视孕产妇母乳喂养健康教育，进而改善医院常规流程，有效提升母婴同室纯母乳喂养率。

(二) 导乐陪伴分娩率

1. 指标定义

(1) 导乐陪伴分娩率：统计周期内导乐陪伴分娩的孕产妇总数与同期阴道分娩和顺产转剖宫产产妇总数的百分比。

(2) 相关概念定义：导乐由医护人员或专门受过训练的专业导乐师承

担,陪伴分娩从临产开始到产后 2 h。

2. 指标意义

根据世界卫生组织孕期和围产期全球调查结果显示：我国剖宫产率为 46.2%,居世界之首,产前和分娩过程中没有任何医疗指针而进行剖宫产的占 11.7%。在剖宫产中,有 37% 没有任何医疗指针的孕妇要求剖宫产,把顺产变成难产,不仅影响母婴健康,而且浪费了卫生资源并增加了孕产妇家庭的经济负担。

在我国,出现过度医疗干预正常妊娠和分娩的原因是复杂的,其中对分娩疼痛的恐惧是孕妇选择剖宫产的最主要原因。当前各院服务模式倡导陪伴分娩,提供全方位以孕产妇及家庭为中心的分娩生理和情感支持,有资料统计显示,陪伴分娩明显改善孕产妇分娩体验并降低剖宫产率。

3. 指标类别

结果指标。

4. 公式及计算细则

(1) 公式

$$导乐陪伴分娩率 = \frac{同期导乐陪伴分娩的孕产妇总数}{统计周期内阴道分娩 + 顺转剖的产妇总人数} \times 100\%$$

(2) 分子：① 同期导乐陪伴分娩的孕产妇总数是从临产开始到产后 2 h 的导乐陪伴分娩的产妇数。② 导乐陪伴过程中因各种原因转为剖宫产的也列入陪伴项。

(3) 分母：① 统计周期阴道分娩和顺转剖的产妇总人数。② 统计周期内选择性剖宫产不列入分母总数。

5. 数据来源及采集方法

(1) 数据来源：陪伴分娩各院已列入产科护理常规,作为客观资料录入护理电子病历。

(2) 采集方法：电子病历进入医院信息系统,系统将采集到的信息汇总并计算。

6. 数据收集频度

每月。

7. 指标分析建议

导乐陪伴分娩是改进产科服务模式转变的切入点。如何将人文关怀更好地融入产科日常工作,减轻分娩疼痛,既保证分娩质量,降低剖宫产率,又使孕产妇愉快度过分娩这一特殊的生理过程,是政府和医院,以及孕产妇家庭共同关注的问题。

导乐陪伴分娩率是提升孕产妇分娩体验的积极举措,也直接反映了医院对孕妇分娩提供个体服务的支持力度。

指标分析建议:要重视导乐的人力资源配置、人员基本素质、工作内容及职责、产程中非医疗干预有效措施,以及孕产妇家庭的满意度。

(三) 自然分娩会阴切开率

1. 指标定义

(1) 自然分娩会阴切开率:统计周期内自然分娩会阴切开数与同期自然分娩总数的百分比。

(2) 相关概念定义:第二产程会阴切开术由接产单位助产士经评估后操作。

2. 指标意义

会阴切开相对于会阴自然裂伤来说,出血多、疼痛剧、愈合慢感染率高,对产妇的盆底肌群损伤较大,更重要的是顺产的孕产妇在被告知要行会阴切开会让她们感到担忧和恐惧,影响分娩过程的顺利进行。世界卫生组织建议会阴切开率应在10%,最好控制在5%,相比之下我国在分娩期适度保护会阴还存在薄弱。培训助产士改变理念,正确评估会阴体,降低会阴切开率是保障孕产妇身心健康的重要指标。

3. 指标类别

结果指标。

4. 公式及计算细则

(1) 公式

$$自然分娩会阴切开率 = \frac{同期自然分娩会阴切开例数}{统计周期内自然分娩总人数} \times 100\%$$

(2) 分子:① 同期自然分娩会阴切开是指助产士为避免在第二产程中

发生会阴盆底组织严重裂伤的手术,会阴切开术包括会阴侧切开术和正中切开术两种。② 排除产钳、胎吸的会阴切开数。

(3) 分母:统计周期内自然分娩总人数。

5. 数据来源及采集方法

(1) 数据来源:孕产妇的分娩方式及行会阴切开术信息登记进入信息系统。

(2) 采集方法:系统可随时采集与统计。

6. 数据收集频度

每月。

7. 指标分析建议

妊娠分娩是一个自然的过程,减少不必要的医疗干预,达到最好的母婴分娩结局是助产士的工作目标。建立会阴切开率指标意义是希望让更多的孕产妇在分娩过程中最大限度地回归自然。

降低会阴切开率促进自然分娩,已逐渐成为医院管理及产科工作者所关注的问题,因此指标的建立与分析尤为重要。

分析时建议:一方面,了解现状,寻找影响指标下降的各种因素,包括培训转变助产士陈旧的观念;另一方面,要了解助产发展的新趋势、助产技能、会阴体的评估以及健康教育,重视对指标动态变化,进而达到持续改进逐渐降低自然分娩会阴切开率。

四、儿科护理质量指标

(一) 6月龄内住院婴儿母乳喂养维持率

1. 指标定义

6月龄内住院婴儿母乳喂养维持率:指统计周期内年龄在6个月以下的婴儿出院时仍进行母乳喂养的人数占入院时母乳喂养的总人数的百分比。

2. 指标意义

母乳喂养是0～6个月婴儿喂养的首选方式,目前中国住院新生儿的母乳喂养现况并不乐观,母乳喂养管理涉及众多方面,包括医院管理、医护人员、患儿家属。住院新生儿母乳喂养的开展与管理面临众多挑战。据文献报告,在母婴分离的情况下,住院新生儿的母乳喂养率为3.7%~20%。因此,统计6月龄内住院婴儿母乳喂养维持率反映6月龄内母乳喂养的婴儿虽然发生住院行为,仍能在住院期间继续母乳喂养并持续至出院的比例。

3. 指标类别

过程指标。

4. 公式及计算细则

(1) 公式

$$6月龄内住院婴儿母乳喂养维持率 = \frac{同期住院婴儿出院时母乳喂养人数}{统计周期内出院婴儿入院时母乳喂养人数} \times 100\%$$

(2) 分子:出院时6月龄内婴儿母乳喂养的人数。

1) 纳入标准:出院的6月龄以内婴儿中,持续母乳喂养的婴儿人数。

2) 排除标准:因病或其他情况明确不能母乳喂养婴儿。

3) 特殊说明:无。

(3) 分母:统计周期内6月龄内出院婴儿入院时母乳喂养的人数。

1) 纳入标准:统计周期内出院的6月龄以内婴儿中在入院时母乳喂养的婴儿人数。

2) 排除标准:除因病或其他情况明确不能母乳喂养的新生儿。

3) 特殊说明:入院时刚出生未开奶的新生儿默认为"入院时母乳喂养"。

5. 数据来源及采集方法

手工采集。

6. 数据收集频度

每月。

7. 指标分析建议

《中国儿童发展纲要》中提出在2020年前将中国6个月纯母乳喂养率提高至50%的目标。若中国纯母乳喂养率提高至这一目标,5岁以下儿童死亡率降低约5%。计算6月龄内住院婴儿母乳喂养维持率能够帮助管理者了解医院在保护、促进和支持母乳喂养工作方面的成效。6月龄内住院婴儿母乳喂养维持率反映整个医院母乳喂养工作的实施情况,包括政策的制定、母乳喂养环境的设置、医务人员的宣教及指导、母乳的贮存条件等,是医疗机构及其护理单元母乳喂养促进工作的评价指标。

(二) 新生儿尿布皮炎发生率

1. 指标定义

(1) 新生儿尿布皮炎发生率:统计周期内住院新生儿尿布皮炎新发病例数占同期住院新生儿总人数的百分比。

(2) 相关概念定义

1) 尿布皮炎:指在使用尿布或尿垫时,由于皮肤暴露于潮湿环境中或与假丝酵母菌(念珠菌)接触而引起的皮肤炎症变化(英国国家卫生与临床优化研究所,National Institute for Health and Clinical Excellence,NICE,2013)。常见纸尿裤覆盖区域,包括臀部、肛周区域、生殖器、大腿内侧和腰部。表现为臀部与其周边皮肤出现肿胀、红斑,若不及时处理,就会导致患处皮肤糜烂、溃破及渗液,严重者可发生败血症。尿布皮炎是新生儿最常见的一种皮肤问题。

2) 新生儿尿布皮炎新发例数:为某一统计周期内住院新生儿新发生院内尿布皮炎的病例数。如果院内发生尿布皮炎的新生儿从一个科室转入另一个科室计算为1例;同一患儿一次住院期间多次发生,发生1次痊愈后的再发生则计算为新发病例;院外已有带入尿布皮炎,若分期加重也计为1例。

3) 住院新生儿总人数:指住院的出生28天以内的新生儿总人数。统计时以入院当日为出生28天以内的新生儿为准。

4) 尿布皮炎分度

a. 轻度:皮肤红斑,没有破损。

b. 中度:皮肤红疹,有轻微破损。

c. 重度:皮肤红疹,有大面积破损或溃疡(不是压疮)。

5) 中度及以上新生儿尿布皮炎占比:指统计周期内中度及以上新生儿尿布皮炎的发生例次数与同期住院新生儿尿布皮炎总例次数的百分比。

2. 指标意义

新生儿臀部皮肤护理的好坏与护士护理过程有直接关系。新生儿尿布皮炎的护理对于医护人员和家长来说可能有许多挑战,如果管理不当,不仅增加新生儿感染风险,同时为患儿及家长/监护人带来痛苦和焦虑。将新生儿尿布皮炎发生率作为护理质量敏感指标进行监测,有助于提高临床护理人员的重视程度,预防新生儿尿布皮炎的发生,早期正确诊断、分级,根据皮肤损害的严重程度,给予最佳的治疗护理。同时通过对尿布性皮炎发生原因的分析,可促进医疗机构对医疗用品品质监管、物流体系的完善起到积极的推动作用。

3. 指标类别

结果指标。

4. 公式及计算细则

(1) 公式

$$新生儿尿布皮炎发生率 = \frac{同期住院新生儿尿布皮炎新发例次数}{统计周期内住院新生儿总人数} \times 100\%$$

$$中度及以上新生儿尿布皮炎占比 = \frac{中度及以上新生儿尿布皮炎发生例次数}{统计周期内住院新生儿尿布皮炎总例次数} \times 100\%$$

(2) 分子:① 统计周期内住院新生儿新发生院内尿布皮炎的例次数。统计周期可根据质量管理评价部门的要求确定,如某月、某季度、某年等。② 统计周期内住院新生儿发生中度及以上尿布皮炎的病例数。

(3) 分母:① 统计周期内住院新生儿总人数。② 统计周期内住院新生儿发生尿布皮炎轻度、中度、重度例次数三者之和。

(4) 纳入群体:住院新生儿。

(5) 排除群体:入院前已发生的尿布皮炎的新生儿和母婴同室新生儿。

5. 数据来源及采集方法

(1) 涉及的变量:计算新生儿尿布皮炎发生率涉及统计周期内住院新生儿总人数和尿布皮炎发生例数。

(2) 数据来源及采集方法:建立收集表,手工采集新生儿尿布皮炎发生率报表。如果医院的信息系统能便利地采集和汇总尿布皮炎信息,可通过系统采集住院新生儿总人数和尿布皮炎信息,汇总成"报表"(表3-6,表3-7)进行计算。

表3-6 报表举例：医疗机构新生儿护理单元尿布皮炎登记表

日期	性质	床号	姓名	住院号	诊断	分度	转归	转归日期

表3-7 报表举例：医疗机构新生儿护理单元尿布皮炎发生率信息表

日期	新发尿布皮炎病例数	加重病例数	程度分级	住院新生儿总人数		
				在院人数	新入人数	转入人数
总计						

6. 数据收集频度

每月。

7. 指标分析建议

新生儿尿布皮炎发生率是一个引导管理者和临床一线护理人员关注尿布皮炎预防和处理的指标。提高医务人员对尿布皮炎的认知是预防尿布皮炎的重要工作。评估、预防、治疗方案的缺失或不足、尿布产品使用不当是导致新生儿尿布皮炎的主要因素。

管理者通过采集相关的变量信息,计算当前不同护理单元实际的尿布皮炎发生率,分析导致尿布皮炎发生的原因,采取正确的护理措施降低尿布皮炎的发生率,可以预先判断新生儿护理单元尿布皮炎相关知识和护理技能掌握是否恰当。

(三) 婴儿培养箱终末消毒水箱细菌培养合格率

1. 指标定义

婴儿培养箱终末消毒水箱细菌培养合格率：指统计周期内所有进行终末消毒的婴儿培养箱进行水箱细菌培养合格的例数占统计周期内终末消毒婴儿培养箱总数的比例。

2. 指标意义

婴儿培养箱(俗称"暖箱")是新生儿尤其是早产儿接受治疗和护理的特殊场所。早产儿由于自身发育不成熟，对外界环境适应能力较差，容易受到多种外界感染而引起疾病，而婴儿培养箱在为早产儿提供恒温恒湿的适宜生长环境时，也是细菌滋生的良好培养基。近年来关于婴儿培养箱水箱污染而引起新生儿院内感染的报道时有发生，研究表明，使用中的婴儿培养箱污染监测合格率为31.25%，对备用超过1周以上的婴儿培养箱进行监测，其水箱细菌培养结果的合格率更低，仅为16.6%。做好婴儿培养箱的清洁消毒是避免其污染的重要护理环节。通过监控婴儿培养箱终末消毒水箱细菌培养合格率，可以保证婴儿培养箱消毒质量的有效性，减少院内感染的发生。

3. 指标类别

过程指标。

4. 公式及计算细则

(1) 公式

$$婴儿培养箱终末消毒水箱细菌培养合格率 = \frac{同期婴儿培养箱终末消毒水箱细菌培养的合格数}{统计周期内终末消毒婴儿培养箱水箱细菌培养总例数} \times 100\%$$

(2) 分子：同期终末消毒婴儿培养箱水箱细菌培养的合格数指依照《婴儿培养箱安全管理》WS/T658—2019进行暖箱的清洁、消毒和灭菌，然后进行水箱内表面采样培养，平均菌落数≤5 CFU/cm^2，未检出致病性微生物的婴儿培养箱数。

(3) 分母：统计周期内所有进行终末消毒的婴儿培养箱数，包括患儿出院后进行终末消毒的婴儿培养箱以及使用满7天到期后进行终末消毒的婴儿培养箱水箱细菌培养总例数。

（4）纳入群体：医疗机构内所有进行终末消毒的婴儿培养箱数。

（5）排除群体：无。

5. 数据来源及采集方法

手动采集。

6. 数据收集频度

根据医院护理管理部门的要求，确定统计周期的时长，如每月、每季度、每年，按照不同时长进行数据收集。如每月统计婴儿培养箱终末消毒水箱细菌培养合格率，则应该在下月初收集上月的终末消毒婴儿培养箱数和水箱培养合格婴儿培养箱数。

7. 指标分析建议

婴儿培养箱终末消毒水箱细菌培养合格率是新生儿专科护理质量的一项重要指标，其作为过程指标直接反映了新生儿护理的质量，间接反映了医疗机构的整体护理水平和管理水平。

通过分析婴儿培养箱终末消毒水箱细菌培养合格率，可以了解医院婴儿培养箱终末消毒情况，以及与其他地区、国家标杆和基线水平比较，促进医疗机构发现自身存在的问题，找出婴儿培养箱终末消毒不合格的主要影响因素，分析不合格样本的细菌种类分布情况，进行持续质量改进。

通过连续数据监测，掌握婴儿培养箱终末消毒水箱细菌培养合格率的变化趋势，可以了解质量改进措施的应用效果，为护理管理者改进婴儿培养箱终末消毒规范提供依据。

五、肿瘤科护理质量指标

(一) 化疗药物外渗发生率

1. 指标定义

（1）药物外渗：指静脉输液过程中，药物渗漏至静脉管腔以外的周围组织。

（2）化疗药物外渗：指静脉输注化疗药物过程中，药物渗漏至静脉管腔以外的周围组织。

(3) 化疗药物外渗发生率：指统计周期内化疗药物外渗发生例次数占统计周期内静脉化疗人日数的千分比。

(4) 常见化疗药物分类：根据化疗药物外渗引起组织损伤的程度不同，将化疗药物进行分类，具体见表3-8。

表3-8 常见化疗药物分类

发 疱 性 药 物	
烷化剂	氮芥、苯达莫司汀等
抗生素类	蒽环类（柔红霉素、多柔比星、表柔比星等）、丝裂霉素、放线菌素D等
植物碱类	长春碱、长春新碱、长春地辛、长春瑞滨等
紫杉烷类	多西他赛、紫杉醇、白蛋白结合型紫杉醇等
刺 激 性 药 物	
烷化剂	卡莫司汀、环磷酰胺、异环磷酰胺、美法仑、达卡巴嗪、噻替帕等
抗生素类	博来霉素、米托蒽醌、脂质体-阿霉素等
植物类	依托泊苷、伊立替康、托泊替康等
抗代谢类	阿糖胞苷、氟达拉滨、氟尿嘧啶、吉西他滨、甲氨蝶呤等
铂类	卡铂、顺铂*、奥沙利铂等

* 顺铂在分类上属于刺激性药物，但须注意浓度及外渗的量，若高浓度（>0.5 mg/ml）的顺铂发生大量外渗时（>20 ml），必须视为发疱性药物外渗并处理。

(5) 化疗药物外渗的临床表现：美国静脉输液护理学会根据药物渗漏的临床表现，将药物渗出分为五级，具体见表3-9。

表3-9 药物渗出临床表现与分级

级别	临 床 表 现
0	没有症状
1	皮肤发白，水肿范围最大直径<2.5 cm，皮肤发凉，伴有或不伴有疼痛
2	皮肤发白，水肿范围最大直径在2.5~15 cm，皮肤发凉，伴有或不伴有疼痛

(续表)

级别	临　床　表　现
3	皮肤发白,水肿范围最大直径>15 cm,皮肤发凉,轻到中等程度疼痛,可有麻木感
4	皮肤发白,半透明状,皮肤紧绷,有渗出,皮肤变色,有瘀斑、肿胀,水肿范围最小直径>15 cm,呈可凹性水肿,循环障碍,轻到中等程度疼痛,可为任何容量的血液制品、发疱剂或刺激性液体渗出

2. 指标意义

化疗药物外渗可导致不同程度的组织损伤,轻者引起局部组织的红、肿、疼痛和炎症,严重时可导致组织损伤和溃疡。这些后果不仅给患者带来身体和精神上的痛苦,还会增加治疗费用,甚至影响后续治疗方案的实施,最终影响患者的生存质量。同时,对护理人员来说,处理化疗药物外渗增加了护理工作量,也是导致患者对护理工作不满意的原因之一。

化疗前做好科学的评估(包括化疗药物、给药途径、患者因素、护理人员因素等),化疗过程中的规范管理,可预防和降低化疗外渗的发生。特别是中心静脉导管在肿瘤化疗患者中的广泛使用,使化疗药物外渗发生率逐渐下降。

因此,通过监控化疗药物外渗发生率,分析院内化疗药物外渗的现状、趋势、特征及影响因素,可以审查预防化疗药物外渗的护理过程是否规范;同时找到外渗的根本原因,为进一步改进化疗药物静脉输注的管理流程、降低和控制化疗药物外渗提供依据。

3. 指标类别

结果指标。

4. 公式及计算细则

(1) 公式

$$化疗药物外渗发生率 = \frac{同期化疗药物外渗发生例次数}{统计周期内静脉化疗人日数} \times 1\,000‰$$

(2) 计算细则

1) 分母:静脉化疗人日数是指在统计周期内所监测患者化疗天数

总和。

2) 分子：化疗药物外渗发生例次数是指在统计周期内所监测患者发生药物外渗的例数总和，如果患者在监测期间发生 2 次及以上化疗药物外渗，则每次化疗药物外渗都需要计 1 例。

3) 纳入群体：包括住院和门诊静脉化疗的患者。

4) 排除群体：无静脉化疗，只有口服化疗的住院和门诊患者。

5. 数据来源及采集方法

(1) 统计周期内静脉化疗人日数：可通过医院电子病历系统、HIS 系统等院内信息系统获得静脉化疗人日数。

(2) 化疗药物外渗发生例次数

1) 通过医院护理管理系统等院内信息系统获得化疗药物外渗的例数。

2) 化疗药物外渗观察记录表：可获得化疗药物外渗具体情况描述，为制定改进措施提供依据。化疗药物一旦外渗应及时上报不良事件和建立外渗观察记录表，记录内容主要包括：① 患者基本信息；② 发生外渗的日期和时间；③ 外渗药物的名称、溶剂、药物浓度；④ 外渗药物的量；⑤ 静脉输入方式；⑥ 症状和体征；⑦ 外渗后处理和随访。另外还可采用图像记录方式，便于追踪随访和治疗。

3) 如医院没有信息系统，可通过 Office 等办公软件建立静脉化疗人日数、化疗药物外渗发生例数信息收集表，统计相关数据信息。

6. 数据收集频度

根据医院护理管理部门的要求，确定统计周期的时长，如每月、每季度、每年，按照不同时长进行数据收集。如每月统计化疗药物外渗发生率，则应在下月初收集上月的静脉化疗人日数和化疗药物外渗发生例次数。

7. 指标分析建议

(1) 化疗药物外渗发生率是化疗专科护理质量的一项重要指标，其作为结果指标直接反映了化疗护理的质量，间接反映了医疗机构的整体护理水平和管理水平。

(2) 通过分析化疗药物外渗发生率，可以了解医院化疗药物外渗发生的现况，以及与其他地区、国家标杆和基线水平比较，促进医疗机构发现自身存在的问题,找出化疗药物外渗发生的主要原因,进行持续质量改进。和化疗药物外渗有关的关键环节包括:化疗药物输注前的评估(化疗药物特性、给药途径、患者因素、护理人员因素等)、化疗药物输注管理制度等。临床护理过程中应针对每一例化疗药物外渗的个案,从结构指标和过程指标中抓住主要问题进行干预,以减少化疗药物外渗的发生,从而促进化疗护理安全质量的提高。

(3)通过连续数据监测,掌握化疗药物外渗发生率的变化趋势,可以了解质量改进措施的应用效果,为护理管理者改进化疗药物输注规范提供依据。

六、中医护理质量指标

(一)中医药院校或中医护理专业毕业的护士比例

1. 指标定义

中医药院校或中医护理专业毕业的护士比例:指在中医医院、中西医结合医院中,中医院校毕业或中医护理专业毕业的护士在本机构所有执业护士中所占的比例。

2. 指标意义

分析中医药院校或中医护理专业毕业的护士比率,旨在了解中医护理专业护士在护理团队中的数量及规模。中医护理人力资源的分配及团队建设,与中医护理临床实施的过程和结局密切相关。众多研究表明,中医及中西医结合医院的护理队伍仍以西医院校毕业的护士为主,中西医护士比例失调,护士普遍缺乏中医理论及技术的学习背景,制约了中医护理队伍的梯队性建设,进而阻碍了中医护理业务素质及质量的提升。在国家中医药人才"十三五"规划中,明确提出加强中医护理人才队伍建设[1-4],而增大招收中医药院校毕业护理人员的比例,则是有效扩展中医护理队伍的方法之一,因此医疗单位需重视中医院校或中医护理专业毕业的护士比率。目前,国家中医药管理局对三级中医医院及中西医结合医院的评审标准中,对中医护士的配置已有明确要求。管理者可根据相关变量信息的收集,计算当前护理队伍中护士的中医学校毕业率,参照国家要求的数值,分析并判断当前中医护理人员的配置是否尚合理,继而提示临床中医护理质量是否得到有效保障;同时为管理者在人员招聘过程中,对中医护理人员配置的决策提供依据[5]。

《三级中医、中西医结合医院评审标准》对"中医学校毕业率"的要求[6]（国家中医药管理局）

(1) 三级中医医院要求：中医药院校毕业或中医护理专业毕业的护士比例不低于40%。

(2) 三级中西医结合医院要求：中医药院校毕业或中医护理专业毕业的护士比例不低于30%。

3. 指标类别

结构指标。

4. 公式及计算细则

(1) 公式

$$中医药院校或中医护理专业毕业的护士比例 = \frac{同期中医学校护理专业毕业或中医护理专业毕业的护士人数}{统计周期内执业护士总数} \times 100\%$$

(2) 分子

1) 可统计获得中医院校毕业证书或获得其他院校中医护理专业毕业证书的护士人数，该证书无须为最终学历证书。

2) 纳入群体：① 考取并完成相应学历（学位）的学习，取得证书；② 取得护理专业技术资格并在医院聘用。

3) 排除群体：① 非护理岗位工作的护士；② 未在医院完成注册的护士，如新入职、进修护士等；③ 虽在医院聘用，就读但尚未取得中医护理相关毕业证书的护士。

(3) 分母

1) 纳入群体：① 完成在医院内执业注册，并在护理岗位工作的护士；② 离、退休返聘且从事护理岗位工作的护士。

2) 排除群体：① 非护理岗位工作的护士；② 未取得护士执业资格或未完成本院注册的护士。

5. 数据来源及采集方法

计算中医药院校或中医护理专业毕业的在岗执业护士的总数及全院在岗执业护士的总数。两项内容均可从医院人事部门或护理部的人力资源档案中自动提取。人事部门或护理部需定期向各护理单元获取相应信息,及时完成信息更新。

6. 数据收集频度

建议此指标按季度和年进行统计。若统计时段间隔较短,可能分子数量变化较小,指标数据意义不大。

也可在中医护理工作量大幅度改变、医院定期护理招聘计划制定前、医院中医护理培训计划制定前进行收集,为管理者的评估、决策提供依据。

7. 指标分析建议

此指标其全年的值不能通过各个月值的算数平均数或各个月值的分子、分母累加获得,而应直接利用公式获得。

建议此指标同西学中护士比例、不同级别护士配置等结构指标进行联合分析,研究分析不同级别护士中的中医护理人员的配置情况,为管理者制定合理的中医护理继续教育培训计划提供依据,促进医疗机构中中医护理人员的阶梯形建设,由此提高中医专科护理质量。

(二) 中医护理操作不良事件发生率

1. 指标定义

(1) 护理不良事件:目前国内常将护理不良事件定义为"与护理相关的损伤、在诊疗护理过程中任何可能影响患者的诊疗结果、增加患者的痛苦和负担并可能引发护理纠纷或事故的事件",且对不良事件的分级常参照香港特别行政区医事管理局《不良事件的管理方法》的分级标准(表3-10)[7]。

表3-10 护理不良事件的等级划分(香港特别行政区医事管理局)

等级	不 良 事 件
0级	事件在发生前被制止
Ⅰ级	事件发生并已执行,但未造成伤害
Ⅱ级	轻微伤害,生命体征无改变,需进行临床观察及轻微处理

(续表)

等级	不良事件
Ⅲ级	中度伤害,部分生命体征有改变,需进一步临床观察及简单处理
Ⅳ级	重度伤害,生命体征明显改变,需提升护理级别及紧急处理
Ⅴ级	永久性功能丧失
Ⅵ级	死亡

(2) 中医护理操作不良事件发生率:统计周期内,护士在医疗机构中运用中医护理操作为患者治疗过程中护理不良事件的发生次数占该周期内中医护理操作总次数的百分比。该指标也可应用于单项中医护理操作进行数据统计。

2. 指标意义

中医护理操作作为护理人员为患者提供中医护理服务的基本手段之一,在一定程度上直接体现了医疗机构中中医护理的实施质量。随着国家政策的积极推进,在医疗机构中积极开展中医护理操作已是大势所趋。国家中医药管理局已将中医护理技术开展≥6项纳入医院绩效评价指标体系,而对三级中医医院以及中西医结合医院更提出全院开展中医护理技术不低于10项的要求[6,8]。中医护理技术的开展有利于促进患者的康复,但在操作过程中仍存在一定安全隐患,可能发生护理不良事件,如穴位敷贴可能导致皮肤过敏、热熨可能造成烫伤等,这些伤害均可能会造成患者的住院时间延长、费用增加等。分析中医护理操作中不良事件的发生原因,除患者自身因素外,还包括护士的业务能力及操作水平不足、责任心欠缺、护患沟通不足以及人员配置欠缺等,这些均是护理服务范畴的不足[9,10]。

因此,通过监测中医护理操作中不良事件的发生率,可了解中医护理操作质量的开展情况;通过监测单项中医护理操作中不良事件发生率,可评估该操作的风险系数,分析不良事件发生的类型、原因及影响因素等,可为其预防、控制及改进等提供相关依据,从而促进中医护理质量的不断改善,并保障患者护理安全。

3. 指标类别

结果指标。

4. 公式及计算细则

(1) 中医护理操作不良事件发生率

1) 公式

$$中医护理操作不良事件发生率 = \frac{同期中医护理操作中不良事件发生例次数}{统计周期内中医护理操作总次数} \times 100\%$$

2) 分子

① 定义某一统计周期内,护士在中医护理操作中发生护理不良事件的次数。若护士在同一患者进行中医护理操作过程中发生多次护理不良事件,则应统计相应次数。

② 纳入群体:护士在中医护理操作治疗过程中发生的护理不良事件。

③ 排除群体:非中医护理操作造成的护理不良事件。

3) 分母

① 定义:该统计周期内护士完成中医护理操作治疗的总次数,若一例患者需进行多次中医护理操作,则统计为多次。

② 纳入群体:护士完成的中医护理操作。

③ 排除群体:由于某种原因,未按医嘱执行的中医护理操作。

(2) 中医护理操作某一级别不良事件发生率

1) 公式

$$中医护理操作某一级不良事件发生率 = \frac{同期中医护理操作中某一级别不良事件发生次数}{统计周期内中医护理操作总次数} \times 100\%$$

2) 分子

① 定义:某一统计周期内,护士中医护理操作中发生某一级别护理不良事件的次数。

② 纳入群体:护士在中医护理操作治疗过程中发生的某一级别护理不良事件。

③ 排除群体：非中医护理操作造成的某一级别护理不良事件；非统计级别的护理不良事件。

3) 分母

① 定义：该统计周期内护士完成中医护理操作治疗的总次数，若一例患者需进行多次中医护理操作，则统计为多次。

② 纳入群体：护士完成的中医护理操作。

③ 排除群体：由于某种原因，未按医嘱执行的中医护理操作。

5. 数据来源及采集方法

该公式涉及的两项指标中，分子的数据可由护理部的护理不良事件管理系统及相关统计报表汇总提取，而分母所涉及的数据可根据 HIS 系统及临床医嘱系统，查阅相关医嘱信息统计，或由临床科室护理人员手动填报。

6. 数据收集频度

"统计周期"可根据质量管理部门要求确定，如每月、每季度、每年等。若统计周期间隔较短，可能会因为分母数量小导致概率的数值高。

7. 指标分析建议

此指标其全年的值不能通过各个月值的算数平均数或各个月值的分子、分母累加获得，而应直接利用公式获得。

若医疗机构此指标的监测结果远低于目标地域同类机构的阈值下限，需要从监测方法上探讨当前医院中医护理操作不良事件监测方法的"可靠性"是否能够保证。

若医疗机构此指标的监测结果低于被公开的阈值下限，在考虑监测方法"可靠性"的同时，也需考虑医疗机构专科特点和中医护理操作项目等因素。同区域同类型医疗机构的指标可能更有参考性。

若医疗机构此指标的监测结果高于被公开的阈值上限，应建议院级或科室专业小组人员进行分析持续质量改进。

建议医疗机构关注二级以上中医护理操作不良事件发生率，并进行相关分析，提出整改措施，有效地持续质量改进[11]。

建议医疗机构通过计算各项中医护理操作不良事件的发生率，对中医护理操作的系数及难度系数进行合理评定,分析具体的发生原因,制定合理的预防与控制方案[12]。

七、血液透析护理质量指标

(一) 透析超滤达标率

1. 指标定义

透析超滤达标率:指统计周期内血液透析超滤量达标例次数与同期血液透析总例次数之比。

2. 指标意义

透析超滤量是指两次血液透析之间,患者体内水增长的总量,是血液透析安全性的一个敏感指标,与透析患者心脑血管并发症的发病率和死亡率之间密切相关。建议每次透析总量不超过体重的5%。

3. 指标类别

结果指标。

4. 公式及计算细则

(1) 公式

$$透析超滤达标率 = \frac{同期血液透析超滤量达标例次数}{统计周期内血液透析总例次数} \times 100\%$$

(2) 分子

1) 统计周期内透析超滤量达标例次数,单次透析总量不超过体重的5%即为达标。透析量占比=透析量/透析前体重×100%。

2) 纳入群体:单次透析的透析总量不超过体重的5%透析次数。

3) 排除群体:无。

(3) 分母

1) 统计周期内透析总例次数。在统计周期内1名患者多次透析,则记录相应的次数。

2) 纳入群体:统计周期内完成血液透析的总例次数。

3) 排除群体:无。

5. 数据来源及采集方法

(1) 数据来源：分子数据、分母数据通常来源于血液透析室统计报表（表3-11,表3-12）。

表3-11 血液透析室统计报表——日表

日期	12月1日			
序号	患者识别号	透析前体重（kg）	透析总量	透析总量占比(%)	是否达标（是/否）
1					
2					
3					
4					
……					
n					
总计					

表3-12 血液透析室统计报表——月表

月份	12月		
日期	透析总例次数	透析超滤量达标例次数	透析超滤达标率(%)
1			
2			
3			
4			
……			
31			
总计			

(2) 采集方法：采集方法根据质量管理部门对其测量对象不同及信息

化程度,建立不同的数据库报表,如纸质版报表、Excel报表、Access数据库报表、网络在线报表、信息化质控系统报表等。

数据来源与采集方法见表3-13。

表3-13 透析超滤达标率的数据来源与采集方法

变 量	资料来源1(手工填报)	资料来源2(信息化自动获取)
统计周期	由不同质量管理部门确定	
透析超滤量达标例次数	血液透析室统计报表	护理信息系统(NIS)
		血液透析系统
透析总例次数	血液透析室统计报表	医院信息系统(HIS)
		血液透析系统

6. 数据收集频率

透析超滤达标率至少每季度采集1次,或根据不同质量管理部门的需求收集。

7. 指标分析建议

根据统计周期的建立报表,可横向对比同级别不同血液透析室的指标数据值,亦可纵向比较同一血液透析室不同时期指标数据值。

(二)透析间期体重增长控制率

1. 指标定义

透析间期体重增长控制率:指统计周期内透析间期体重增长<5%的维持性血液透析患者占同期总维持性血液透析患者数量的比率。

2. 指标意义

透析间期体重增长的有效控制是降低维持性血液透析患者病死率和预防透析相关性低血压等并发症的重要措施。

3. 指标类别

结果指标。

4. 公式及计算细则

(1) 公式

$$透析间期体重增长控制率 = \frac{同期维持性血液透析患者透析间期体重增长<5\%的人次数}{统计周期内维持性血液透析患者总人次数} \times 100\%$$

(2) 分子

1) 统计周期内透析间期体重增长<5%的维持性血液透析患者人次数。统计周期内多次透析的患者,应记录透析间期体重增长<5%的相应的次数。透析期间体重增长百分比=(透析前体重－上次透析后体重)/上次透析后体重×100%。

2) 纳入群体:透析间期体重增长<5%的维持性血液透析患者。

3) 排除群体:无。

(3) 分母

1) 统计周期内维持性血液透析患者总人次数。

2) 纳入群体:统计周期内维持性血液透析患者。

3) 排除群体:无。

5. 数据来源及采集方法

(1) 数据来源:分子数据、分母数据通常来源于血液透析室统计报表,见表3-14,表3-15。

表3-14 血液透析室统计报表——日表

日期	12月1日					
序号	患者识别号	透析前体重(kg)	上次透析后体重(kg)	透析间期体重增长(kg)	透析期间体重增长百分比(%)	透析期间体重增长控制达标(是/否)
1						
2						
3						
4						
⋯⋯						
n						
总计						

表3-15 血液透析室统计报表——月表

月份	12月		
日期	维持性血液透析患者总人次数	透析间期体重增长<5%的维持性血液透析患者人次数	透析间期体重增长控制率(%)
1			
2			
3			
4			
……			
31			
总计			

（2）采集方法：采集方法根据质量管理部门对其测量对象不同及信息化程度，建立不同的数据库报表，如纸质版报表、Excel报表、Access数据库报表、网络在线报表、信息化质控系统报表等。

数据来源与采集方法见表3-16。

表3-16 透析间期体重增长控制率的数据来源与采集方法

变量	资料来源1(手工填报)	资料来源2(信息化自动获取)
统计周期	由不同质量管理部门确定	
透析间期体重增长<5%的维持性血液透析患者人次数	血液透析室统计报表	护理信息系统(NIS)获取血液透析系统
维持性血液透析患者总人次数	血液透析室统计报表	医院信息系统(HIS)获取血液透析系统

6. 数据收集频率

透析间期体重增长控制率至少每季度采集1次，或根据不同质量管理部门的需求收集。

7. 指标分析建议

根据统计周期的建立报表,可横向对比同级别不同血液透析室的指标数据值,亦可纵向比较同一血液透析室不同时期指标数据值。

参考文献

[1] 陈飞,刘香弟,祝静.中医护理质量评价指标体系的构建[J].中国护理管理,2013,13(10):7-10.

[2] 杨玄,王玉玲,白秀丽.天津市19所中医院护理队伍建设现状调查分析[J].中国护理管理,2016,16(2):156-158.

[3] 张梅玲,唐颖.医院等级评审促进中医护理达标软实力建设[J].护理管理,2013,13:107-108.

[4] 杨婵娟,赵西位,赵洋,等.重庆市中医类医院护理人力资源发展现状及对策[J].中国护理管理,2016,16(9):1244-1247.

[5] 国家中医药管理局.国家中医药管理局关于印发中医药人才发展"十三五"规划的通知[EB/OL].http://rjs.satcm.gov.cn/zhengcewenjian/2018-03-24/1842.html,2018-03-24.

[6] 国家中医药管理局.国家中医药管理局办公室关于印发三级中医医院、三级中西医结合医院、三级民族医院评审标准有关文件的通知[EB/OL].http://yzs.Stacm.gov.cn/zhengcewenjian/2018-03-24/3151.html,2017-09-18.

[7] 丁淑贞,沈桐.实用临床护理不良事件防范指导手册[M].北京:中国协和医科大学出版社,2018.

[8] 国家中医药管理局.关于印发《公立中医医院、中西医结合医院绩效评价指标体系(试行)》的通知[EB/OL].http://www.satcm.gov.cn/renjiaosi/zhengcewenjian/2018-03-24/1859.html,2016-4-14.

[9] 王玉芹.中医护理技术操作不良事件发生原因分析及防范对策[J].世界最新医学信息文摘,2019,19(57):277-287.

[10] 张敏,杨国琳.中医护理技术操作安全管理及不良事件案例分析[J].临床医药文献杂志,2018,5(51):124-125.

[11] 国家卫生计生委医院管理研究所护理中心.护理敏感质量指标监测基本数据集实施指南(2018版)[M].北京:人民卫生出版社,2018:119-120.

[12] 董丽,王维宁,杜鑫,等.中医护理操作技术难度评价指标体系的构建[J].护理研究,2015,29(7):2599-2600.

第四章
国家护理数据平台的应用

第一节 国家护理数据平台应用及注意事项

一、加入国家护理质量数据平台条件及申请步骤

见图 4-1。

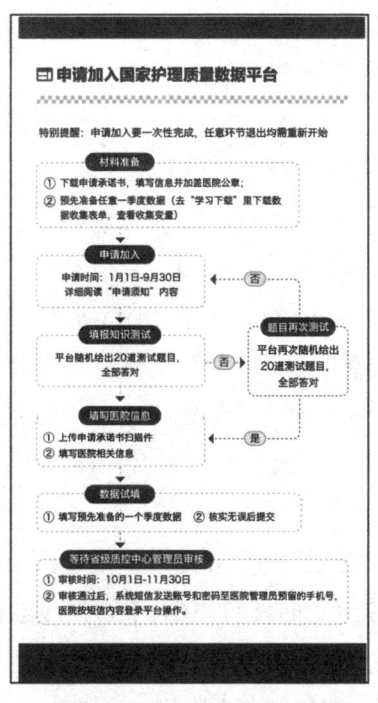

图 4-1 申请加入国家护理质量数据平台申请步骤

（一）加入条件

1. 拟加入国家护理质量数据平台的医院首先要确定本院的"医院管理员"，建议医院管理员是直接负责填报工作的护理部人员，平台要求设置2名医院管理员，不建议将护理部主任设为医院管理员。

2. 医院管理员必须接受过国家或省级层面相关的培训，对国家护理敏感质量指标有所了解，确保能够收集全部84个变量数据。

3. 全部答对平台随机考核的20道测试题目。

（二）打开平台

在谷歌或搜狗浏览器的地址栏内输入国家护理质量数据平台网址：http://cndnq.hqms.org.cn。

注意：请勿使用其他浏览器，否则会导致页面显示不全或数据上传不成功。

（三）材料准备

1. 在平台界面点击"学习下载"，下载"附件：申请加入平台承诺书模板"。打开承诺书模板，填写单位名称和医院管理员资料。单位名称必须为全称，与医院公章上的名称保持一致。

2. 医院管理员为日后负责此项工作的人员，登录账号为医院管理员电话，日后平台发送工作相关消息是以短信形式发至医院管理员电话上。

3. 资料填写无误后打印，在纸质版上加盖医院公章。扫描成PDF格式或JPG格式，以电子版格式保存在电脑上。

4. 预先准备任意一个季度84个变量的数据。

（四）阅读"申请须知"

点击平台右上角"申请加入"，仔细阅读申请须知，特别是"用户须知"，勾选"同意并已仔细阅读上述须知"，点击"申请加入"。

（五）知识测试

在"填报知识测试"界面答题，考核内容主要涉及护理敏感质量指标的定义、纳入排除标准、变量之间校验规则、平台操作细则等内容。测试为20题单选题，选择完毕后点击最下方"下一步"，平台进行阅卷。20题全部正确时，界面会跳转到"医院信息填写"界面。

(六)医院信息填写

1. 点击"上传文件"选择扫描成 PDF 或 JPG 格式的"申请加入平台承诺书模板",上传到平台。

2. 逐项填写各项信息。其中"医院名称"必须与医院公章名称一致。"医院隶属关系"中省级医院选择"省"(自治区、直辖市);市级医院选择"地"(自治州、盟、省辖市、直辖市辖区);县级医院选择"县"。"医院临床教学基地类型"中"附属医院"是指医院为高等医学院校的组成部分,承担临床教学是它的基本任务之一,主要包括临床课程教学、临床见习、临床实习、毕业实习;"教学医院"是指经卫生部、国家中医药管理局和国家教育部备案的,与高等医学院校建立稳定教学协作关系的地方、企业、军队所属的医院,承担高等医学院校的部分临床理论教学、临床见习、临床实习和毕业实习任务;"实习医院"是经院校与医院决定,与高等医学院校建立稳定教学协作关系的地方、企业、军队所属的医院,承担高等医学院校的部分临床见习、临床实习和毕业实习任务。

3. "填报人"相关信息为医院管理员信息,为日后负责此项工作的人员。因为登录账号为医院管理员电话,日后平台发送工作相关消息是以短信形式发送至医院管理员电话上。

4. 填写完信息后再次核对无误后点击"下一步"。

(七)数据测试

将预先准备任意一个季度 84 个变量的数据逐一填写在界面内。

(八)申请时限

1. 医院每年 1 月 1 日—9 月 30 日为申请时间,进行知识测试、填报医院信息和数据试填,以上步骤都完成后等待省级质控中心管理员进行审核。

2. 平台每年 10 月 1 日—11 月 30 日开放省级管理员审核界面,省级管理员核查医院信息无误并且参加过相关培训(限国家和河北省护理质控中心举办的培训)后,审核通过。

3. 审核通过的医院从次年 4 月 1 日起按时填报护理敏感质量指标数据,并参加平台组织的执业环境测评和时点调查。

二、国家护理敏感质量指标上报流程

见图 4-2。

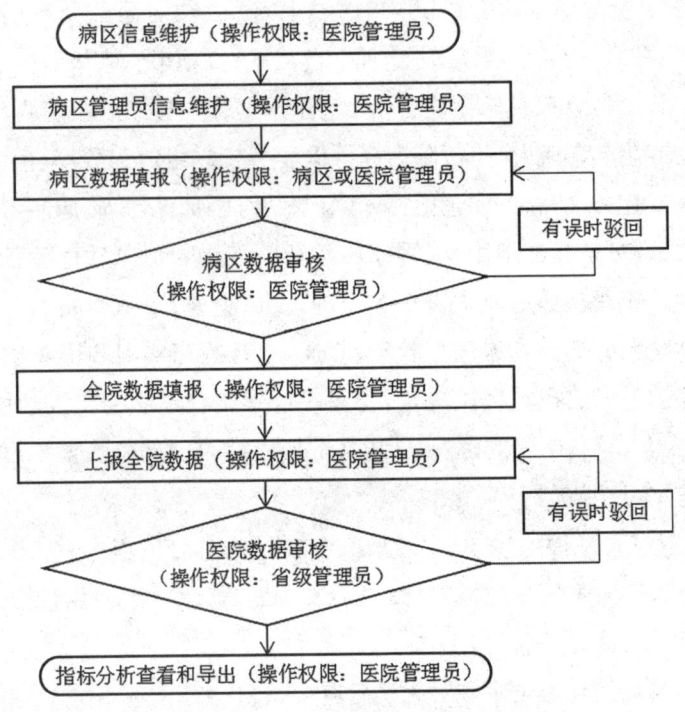

```
病区信息维护（操作权限：医院管理员）
          ↓
病区管理员信息维护（操作权限：医院管理员）
          ↓
病区数据填报（操作权限：病区或医院管理员）  ←─┐
          ↓                                    │
    病区数据审核                          有误时驳回
（操作权限：医院管理员）  ──────────────────────┘
          ↓
全院数据填报（操作权限：医院管理员）
          ↓
上报全院数据（操作权限：医院管理员）  ←───────┐
          ↓                                    │
    医院数据审核                          有误时驳回
（操作权限：省级管理员）  ──────────────────────┘
          ↓
指标分析查看和导出（操作权限：医院管理员）
```

图 4-2　国家护理敏感质量指标上报流程图

三、平台登录

(一) 正常登录

在谷歌或搜狗浏览器地址栏内输入网址 http://cndnq.hqms.org.cn，点击右上角"登录平台"。在弹出的对话框内输入用户名和密码，用户名为病区/医院管理员的电话号码，初始密码为电话号码的最后 6 位数。

(二) 修改密码

见图 4-3。

成功登录平台后，可在"用户管理"—"医院管理员信息维护"

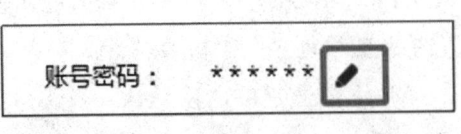

账号密码：　******　✎

图 4-3　修改密码

中点击"账户密码"旁边的笔形符号,在弹出的界面中输入新密码,点击确定。

(三)密码找回

如忘记登录密码,可在登录平台的对话框内点击"忘记密码",在弹出的对话框内输入注册邮箱账号,点击"获取验证码",然后登录邮箱,将收到的验证码输入到界面中,单击确定。注意:验证码10分钟有效,超出时限需重新发送验证码。

四、用户管理

(一)医院管理员信息更改

当医院管理员信息发生更改时,可点击"用户管理"—"医院管理员信息维护",在界面中点击"姓名""联系电话""绑定邮箱"旁边的笔形符号,逐项进行修改。注意:在修改电话和邮箱时均会向原手机号和原邮箱地址发送验证码,输入验证码后才能更改手机号和邮箱地址。更改手机号码后,用户名为新手机号,密码为新手机号后6位。

(二)病区维护

1. 首次填报之前和医院病区发生改变时需要进行病区维护。

2. 病区信息是按照医院科室架构,必须将医院所有住院病区、手术室维护到平台上。如果不在"病区维护"处添加病区信息,填报结果指标相关信息收集表时则无法点选"发生病区"。

3. 为了便于后期数据汇总和对比,平台上病区是按"大科/科室/病区"三级分类进行维护的。"大科"是按照学科分为内科、外科、妇产科、儿科、重症医学科、急诊医学科、五官科等;"科室"是在"大科"基础上按照收治疾病进行细分,如内科细分为呼吸内科、消化内科、心血管内科、神经内科、肾内科等;"病区"为医院实际病区名称。

4. 医院管理员按照科室具体性质逐个进行维护。维护时点击"添加病区名称"录入病区名称,然后点击"保存"。

5. 如病区名称输入错误或发生改变时点击"编辑",重新输入病区名称。

6. 如因为医院调整，病区被撤销时，点击病区名称后的"删除"即可。

7. 如医院科室设置情况较为复杂，如科室内设有监护病房，建议按照普通病房来维护，否则后期数据逻辑检错时会因护患比、护理时数明显不达标而导致不能上报。如两个病区由同一批护理人员来护理，建议按照一个病区来维护，否则无法单独统计每个病区的患者床日数、责任护士数、病区护士上班小时数等数据。

（三）病区管理员信息

1. 国家护理质量数据平台要求至少开通 3 个病区进行病区数据填报，建议开通一个重症医学科、一个神经外科、一个呼吸内科。如果医院没有相应的科室，或相应科室上报条件不成熟，可自行选择开通病区，但开通病区数量最少为 3 个。

2. 对确定要开通数据填报的病区，进行病区管理员信息维护。点击"用户管理"—"病区管理员信息"，点击右上角"新建病区管理员"，在弹出的对话框内"目录"的下拉列表中选择需要开通的病区，然后逐项录入病区管理员的姓名、手机号和邮箱。注意：病区管理员和医院管理员不能是同一个人。

3. 医院管理员须对本院病区管理员进行培训，培训内容包括变量定义、收集方法、注意事项等。

4. 当病区管理员发生更改时，医院管理员可点击相应病区后面的"编辑"，修改病区管理员的信息。

5. 如某个病区不再单独上报病区数据，医院管理员可点击相应病区后面的"删除"，删除这个病区上报病区数据的权限。

6. 开通病区管理员的时限为每年 1 月 1 日—3 月 31 日，其他时间不允许新增单独填报病区。新增病区从 4 月 1 日起开始填报第一季度数据。

7. 如果开通管理员的病区信息需要修改，首先要删除病区管理员，然后在"用户管理"—"病区维护"中进行修改。

8. 医院管理员点击右上角的"导出"，可将病区管理员信息通过 Excel 表导出发送至医院管理员邮箱。

(四)省级质控中心管理员信息

医院管理员可以从"省级质控中心管理员信息"里查看省级管理员的信息。

五、每季度护理质量指标数据填报

(一)数据填报时限

每年第一季度数据填报的时限为4月1日—5月10日;第二季度数据填报的时限为7月1日—8月10日;第三季度数据填报的时限为10月1日—11月10日;第四季度数据填报的时限为次年1月1日—2月10日。未按时完成,账户将自动冻结,医院管理员需联系省级管理员解冻。

(二)指标数据收集准备

1. 管理员登录平台后可在"资源专区"下载全院填报模板、病区填报模板、ICU填报模板、结果指标相关信息收集表等Excel表。下载后可以将变量数据填写在Excel表中,在填报界面直接导入。

2. 各类填报模板只能在"变量值"列内填写数字,请勿改变模板格式,以免导入不成功。

3. 结果指标相关信息收集表中有部分数据为在下拉框中点选内容,不允许填写下拉框之外的内容,以免导入不成功。

(三)病区数据填写

1. 病区管理员登录平台后,在"数据填报"中选择当前需要填报季度后方的"开始填报",平台跳转至填报界面。

2. 数据填报有2种方式,一种是手工在填报界面逐项填写变量数据。一种为点击右上角"导入数据",选择预先填好变量数值的Excel表,点击"确定",完成数据导入(图4-4)。

3. 填写变量数据中如结果指标分子不为0,则自动生成相应数量的相关信息收集表。病区管理员可以通过手工输入或Excel表导入2种方式填写相关信息收集表。

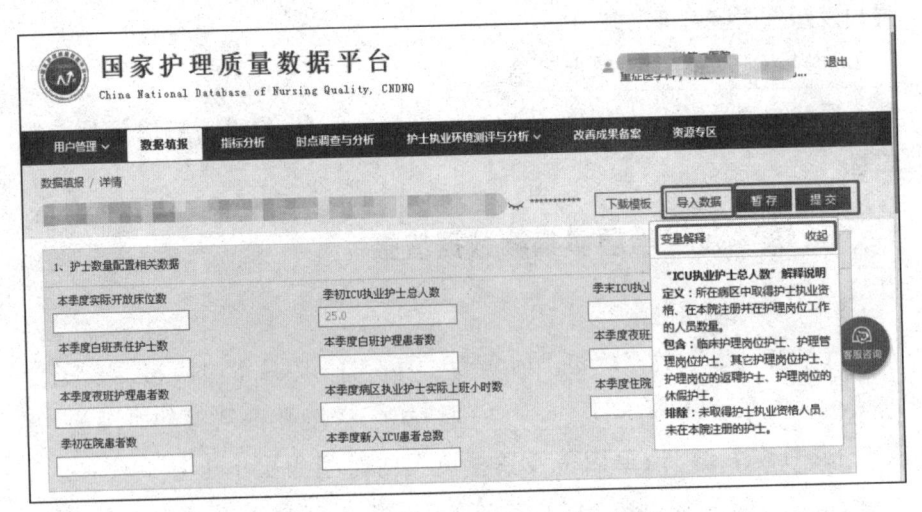

图 4-4 数据填报界面——导入数据

(1) 手工输入：点击"＋事件内容"，平台会弹出相关信息收集表填写页面（图 4-5），逐项填写相关信息，填写完毕后点击"确定"。如果同一类型的结果指标事件有 2 件及以上，填写完第一例后，可点击"确定并继续填写"，平台会保存第一例信息的同时弹出第二例事件填写界面（图 4-6）。注意：填写的相关信息收集表数量必须与填写的变量数量保持一致，否则不能提交病区变量数据。

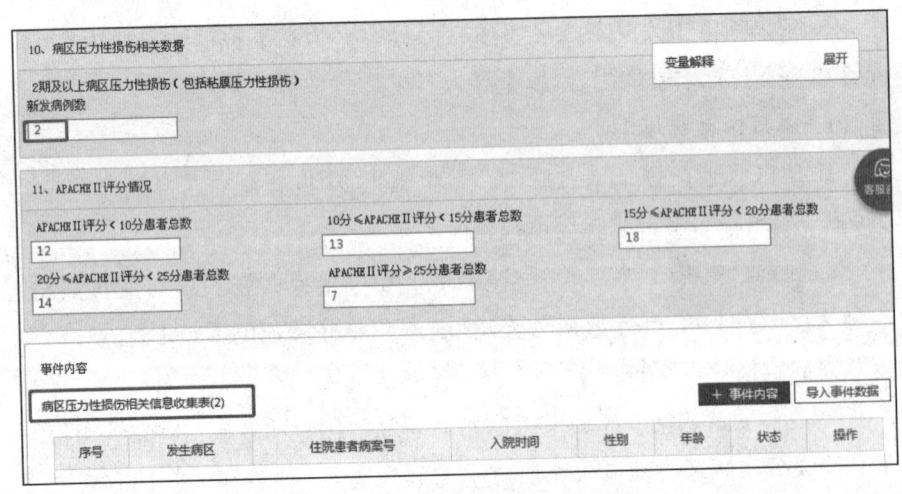

图 4-5 数据填报界面——手工输入

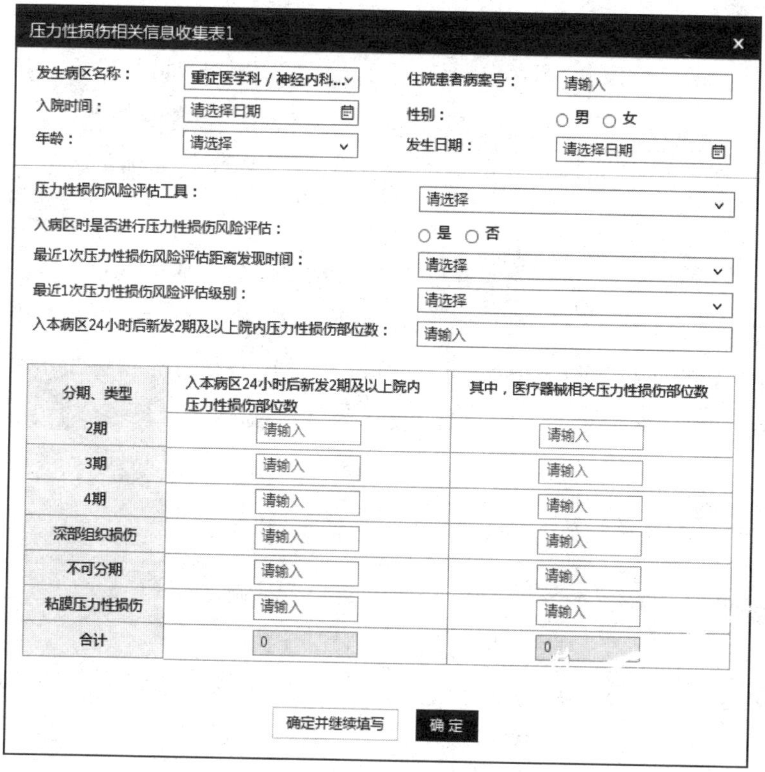

图4-6 信息收集表

(2) Excel表导入：在"资源专区"下载相关信息收集表模板至电脑，打开相应Excel表，逐项录入信息。录入完毕后，在平台点击"导入事件数据"，选择录入内容的相关信息收集Excel表，点击"确定"，完成数据导入。注意：录入"发生病区名称"时，必须按照"大科/科室/病区"三级分类录入，并且名称和平台上维护的平区名称完全一致。如普外一科病区，应录入为"外科/普通外科/普外一科病区"。导入成功后点击"审核"，对所有事件相关内容逐一进行审核。如单项信息错误可在审核界面直接进行修改，确定各项信息无误后点击"确定"。如果整个信息收集表都有错误或录重了，可点击"删除"，删除整个事件。填写完毕或数据导入成功后，逐项查看数据，确保填写无误后点击"提交"。提交后数据方可传至医院管理员审核界面。

4. 如果数据未能一次性填写完毕，可点击"暂存"，填写的数据会被暂存在数据平台，下次登录时还能看到，但是未提交至医院管理员，医院管理员无法审核。

5. 在填写过程中如果对某个变量的定义不清楚时,可将鼠标定位到相关变量上,填报界面上的"变量解释"会自动弹出此变量的解释说明。

6. 平台设有逻辑检错,分为 2 种情况,异常提醒和强制规则不能提交(图 4-7)。

(1) 异常提醒:系统用黄色字体发出异常提醒。常见引起异常提醒的错误有:全院床护比<0.3 或≥1.5;床护比、护患比、每位住院患者 24 h 平均护理时数,其指标值与上个季度指标值相差≥50%;ICU 每位住院患者 24 h 平均护理时数<1 或≥20;每位住院患者 24 h 平均护理时数<1 或≥6;变量填报的数值与上个季度变量值相差≥80%等。出现异常提醒时,管理员务必须重新核实数据,确保无误后才能提交数据(图 4-8)。

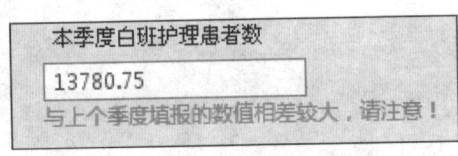

图 4-7 异常提醒 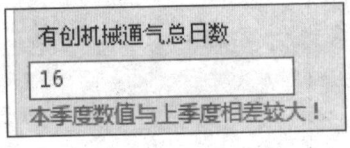　　图 4-8 异常提醒

(2) 强制规则不能提交:系统用红色字体发出异常提醒。常见引起强制规则不能提交的错误有:职称总人数≠学历总人数≠工作年限总人数≠执业护士总人数;职称层面离职总人数≠学历层面离职总人数≠工作年限离职总人数;跌倒发生例次数≤跌倒伤害总例次数;跌倒伤害总例次数≠跌倒伤害严重度 1 级例次数+跌倒伤害严重度 2 级例次数+跌倒伤害严重度 3 级例次数+跌倒死亡例次数;有创机械通气日数>气管导管留置总日数;各类管路留置,当留置日数为 0 时,拔管例数或感染例数>0;变量填报的数值与上个季度变量值相差应≥95%等。出现强制规则不能提交的规则时,系统不允许提交,说明填写数据有误,管理员必须从头核实数据,修改无误后重新填写(图 4-9)。

7. 变量数据填写无误后,病区管理员点击"提交",平台会弹出"指标数据预览"界面,管理员可在此浏览本季度和上季度护理敏感质量指标数值。管理员需认真核对每项指标数值是否符合病区实际情况,和上季度比对有无明显差异。如数值无问题,点击"确认提交"。如季度之间的数值变化较

指标数据预览

编号	指标	2019年3季度	2019年4季度
1	ICU床护比（1:X）	2.5	2.55
2	白班平均护患比（1:X）	1.398	16.318
3	夜班平均护患比（1:X）	3.804	3.857
4	平均每天护患比（1:X）	2.197	11.753
5	每住院患者24小时平均护理时数	10.302	9.523
6	主管护师及以上护士占比（%）	36	35.294
6-1	护士（初级）占比（%）	10	7.843
6-2	护师占比（%）	54	56.863
6-3	主管护师占比（%）	36	35.294
6-4	副主任护师占比（%）	0	0
6-5	主任护师占比（%）	0	0
7	本科及以上护士占比（%）	88	88.235
7-1	中专护士占比（%）	0	0
7-2	大专护士占比（%）	12	11.765

提示：数据提交到医院后，病区无法修改！

取消提交　确认提交

图 4-9　指标数据填写

大，点击“取消提交”，重新核实相关变量，修改后再次点击“提交”。

8. 确认提交后，数据上传至医院管理员处，不能再进行修改。如病区管理员发现数据有误，可联系医院管理员。医院管理员既可以直接修改数据，也可退回至病区管理员，病区管理员进行修改。

（四）全院数据填写

1. 医院管理员必须对病区管理员上报的数据进行审核。

（1）医院管理员在“数据填报”界面，逐个点击病区后“查看详情”查看每个病区变量数据（图 4-10）。

全院	未提交	开始填报
重症医学科 / 神经内科ICU / 神经内科ICU	已提交 2020-01-29 15:07:41	退回　查看详情
外科 / 普通外科 / 普外一科病区	已提交 2020-01-17 11:13:15	退回　查看详情

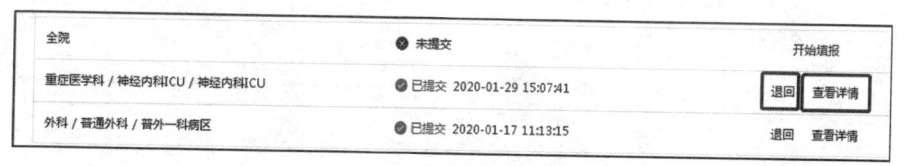

图 4-10　数据审核

(2) 对系统提示有异常的变量要特别注意,与病区管理员进行核实。核实后若无误点击"取消",取消异常标记(图4-11)。

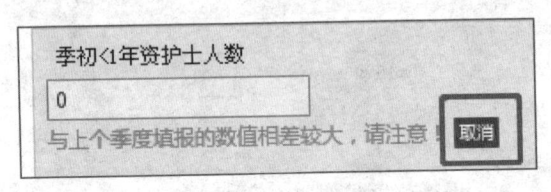

图4-11 取消异常标记

(3) 若数据有误,医院管理员可以直接进行修改,修改后点击"保存修改"即可。或者在"数据填报"界面点击"退回",返给病区管理员进行修改。

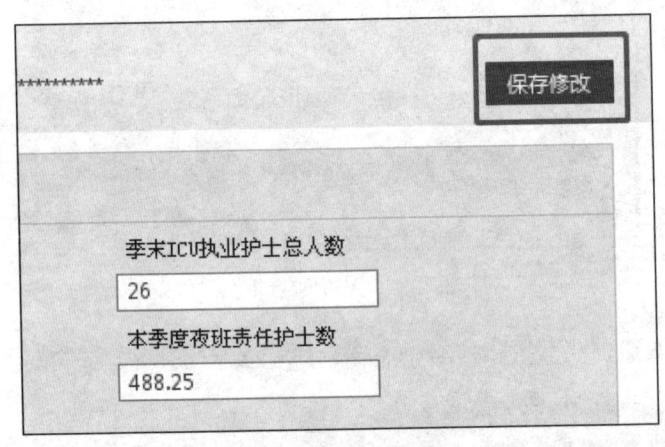

图4-12 修改数据

2. 所有病区管理员全部填写完毕并提交后,医院管理员方能填写全院整体数据。注意:即使所有病区均开通上报权限,医院管理员仍需单独填报全院数据,因为护理人力资源相关数据除住院病区外还包括门诊、急诊、手术室等科室。

(1) 医院管理员在"数据填报"中选择全院后方的"开始填报",平台跳转至填报界面(图4-13)。

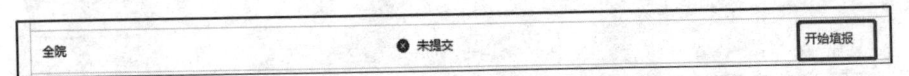

图4-13 开始填报

(2) 变量数据和结果指标相关信息收集表具体填写方式和步骤同病区管理员填写步骤相同。

(3) 病区管理员填写过的结果指标相关信息收集表自动生成在全院界面，医院管理员无须重复录入。

3. 平台对全院数据会进行逻辑检错，包括异常提醒和强制规则不能提交，除病区数据检错规则外，强制规则不能提交中增加一条：执业护士总人数≤病区执业护士总人数。

4. 变量数据填写无误后，医院管理员点击"提交"，平台会弹出"指标数据预览"界面，管理员可在此浏览本季度和上季度护理敏感质量指标数值。管理员需认真核对每项指标数值是否符合病区实际情况，和上季度比对有无明显差异。如数值无问题，点击"确认提交"。注意：提交后数据保存在平台上，但尚未传到省级和国家管理员处，必须进行"上报国家平台"操作后数据才能被省级管理员审核。

六、指标数据上报和修改

（一）数据上报国家平台

1. 医院管理员在"数据审核"—"上报数据审核"界面对全院数据进行再次审核。

2. 对提示异常的科室或全院数据点击"查看详情"进行核实，若数据无误点击"取消"，取消异常标记（图4-14）。若数据有误，医院管理员可以直接进行修改，修改后点击"保存修改"（图4-15）。

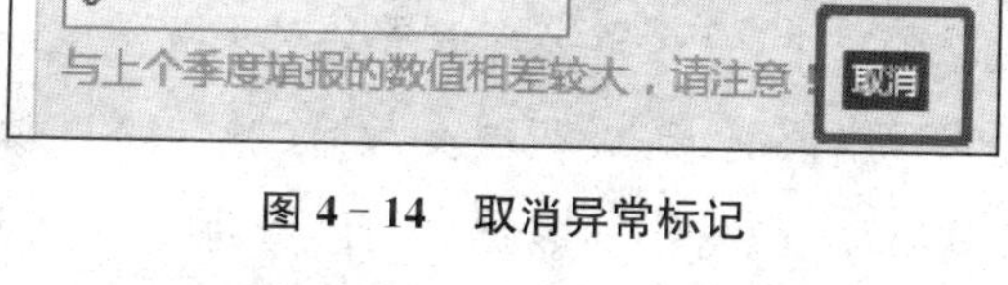

图4-14 取消异常标记

3. 确定填报数据无误后点击"上报国家平台"。

（二）数据修改

1. 数据未提交国家之前，可自行修改病区和全院数据。一旦提交至国

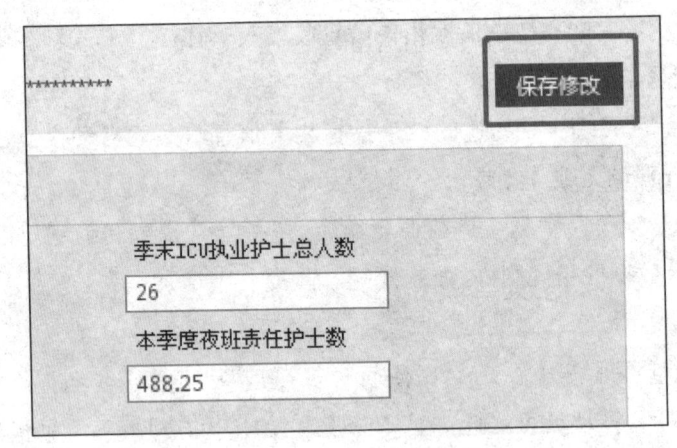

图 4-15 保存修改

家平台,数据就不能自行修改。如提交后发现数据错误,需在"数据审核"—"数据修改申请"中提交在线申请修改。在修改界面填写正确数值,并注明错误理由,联系省级管理员审核修改的数据(图 4-16)。

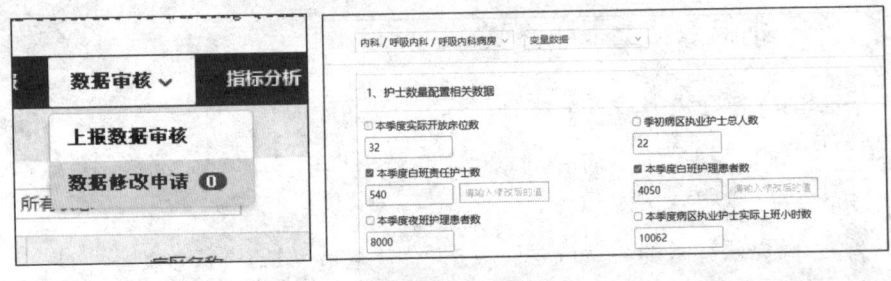

图 4-16 数据修改

2. 数据修改申请提交时限:第一季度为 4 月 1 日—5 月 30 日,第二季度为 7 月 1 日—8 月 30 日,第三季度:10 月 1 日—11 月 30 日,第四季度:1 月 1 日—2 月 28 日。超出时限后无法再进行修改。

3. 数据提交至国家平台后,省级管理员会对医院数据进行审核,在审核过程中如果发现明显错误时,省级管理员会通过短信和(或)邮件向医院管理员说明哪项数据有误,同时退回数据。医院管理员收到通知后请及时复核数据,修改后重新提交,在"数据审核"—"上报数据审核"界面点击"上报国家平台"。否则未在上报时限内再次上报数据,会被平台视为"未按时提交数据",从而冻结账户。

4. 变量数据填写无误后，病区管理员点击“提交”，平台会弹出“指标数据预览”界面（图 4－17），管理员可在此浏览本季度和上季度护理敏感质量指标数值。管理员需认真核对每项指标数值是否符合病区实际情况，和上季度比对有无明显差异。如数值无问题，点击“确认提交”。如季度之间的数值变化较大，点击“取消提交”，重新核实相关变量，修改后再次点击“提交”。

指标数据预览

编号	指标	2019年3季度	2019年4季度
1	ICU床护比（1:X）	2.5	2.55
2	白班平均护患比（1:X）	1.398	16.318
3	夜班平均护患比（1:X）	3.804	3.857
4	平均每天护患比（1:X）	2.197	11.753
5	每住院患者24小时平均护理时数	10.302	9.523
6	主管护师及以上护士占比（%）	36	35.294
6-1	护士（初级）占比（%）	10	7.843
6-2	护师占比（%）	54	56.863
6-3	主管护师占比（%）	36	35.294
6-4	副主任护师占比（%）	0	0
6-5	主任护师占比（%）	0	0
7	本科及以上护士占比（%）	88	88.235
7-1	中专护士占比（%）	0	0
7-2	大专护士占比（%）	12	11.765

提示：数据提交到医院后，病区无法修改！

取消提交 确认提交

图 4－17 指标数据预览

5. 确认提交后，数据上传至医院管理员处，不能再进行修改。如病区管理员发现数据有误，可联系医院管理员。医院管理员既可直接修改数据，也可退回至病区管理员，由病区管理员进行修改。

第二节　护理敏感质量指标应用过程中常见误区

护理敏感质量指标对评价护理质量优劣具有重要的指导作用,正确采集客观、有效的护理敏感质量指标数据,可以有效促进护理质量的完善与改进,促使护理服务不断标准化与规范化。准确的数据和正确的分析指标数据是科学质量管理的前提。

目前护理人员在使用指标管理中存在一些认识和运用上的误区和困惑。

一、单纯看指标结果值判断质量的优劣

护理质量指标是一种测量工具,指标数据是间接测量的结果,它不能直接反映品质,指标所显示的数字本身并不能对质量进行判断,如两所医院压力性损伤的发生率为1%,并不能说明两所医院护理质量相同。医院患者危重患者情况、医疗技术难易水平、护理人力配置等都影响压疮护理质量。所以护理质量指标之间可相互应用和检验,指标的最终意义不在数值大小,而在于如何运用增进质量的提升。

二、护理质量指标越多越好

有个专科医院床位数为300余张,护士总数100名,但该医院设立的护理质量指标达100余项。

护理质量敏感指标应用在护理质量管理中具有重要意义,根据指标数据反映的关键问题,能快速、精确地找到护理薄弱环节,以采用针对性的改进措施。因此护理质量指标的筛选和运用应遵循重点管理的原则,即在过程面抓护理工作流程中的关键节点,结果面抓对患者健康危险大的事件。同时考虑当前条件的可测量和可改善,如结构面问题是管理者通过努力可以影响的,过程和结果面的问题是护理工作者通过落实工作规程和改善工

作流程可以改变的。所以指标不是越多越好,而是要选择最敏感,对患者健康安全质量影响最大的指标。

三、指标数据异常一定是存在质量问题

指标是一种筛选工具,数据显示异常,并不一定代表质量有问题,需加以判断。我们应该分析监测数据的准确性,其中包括监测标准是否准确?监测人员对标准的理解是否准确?监测人员采集数据方法以及对监测工作态度等,在确保数据采集的准确性和真实性前提下,应进一步分析数据异常是偶尔一次发生还是经常发生,分析原因并改进提高。

四、指标数据越好看越好

有些护理管理者在管理过程中认为正性指标越高越好,负性指标越低越好。如护理人力配置值越高越好,护士离职率越低越好,患者身体约束率越低越好。其实不然,护理人力资源的配置应该综合考虑患者数量、病情变化及相关配套设施等进行合理配比,人力配比指标过高会造成护理人力资源的过度浪费,从而影响医院和科室的经济效益。护士离职率反映护士的流动状态,离职率并不是越低越理想,适当比例的离职能够加快组织成员的新陈代谢,促进护士专业的交流和发展;岗位胜任能力差的护士离职反而有利于提高护士队伍的质量。身体约束率过低,患者安全及非计划拔管等不良事件发生率可能会增高,因此护士应正确评估患者病情,合理使用约束器具。

第五章
护理质量指标应用案例

案例一：手术患者术中压力性损伤发生率

一、指标基本概述

(一) 指标定义

手术患者术中压力性损伤发生率：同期手术患者术中压力性损伤发生人数与统计周期内手术患者人次数的百分比。

(二) 指标类型

结果指标。

(三) 指标意义

术中压力性损伤指患者在手术室期间，皮肤和皮下组织的局限性损伤，通常发生在骨隆突处，一般由压力或压力联合剪切力引起。手术患者因为麻醉状态、强迫体位、禁饮禁食、手术时间长等因素成为压力性损伤易患人群。一旦发生压力性损伤，不仅会增加患者痛苦，加重病情，增加患者经济负担，严重时还会危及患者生命安全，也使得护士工作量增加。皮肤压力性损伤是可以通过护理干预进行预防的，其发生率是评价各级医院护理质量的重要指标之一。因此，非常有必要通过术前合理体位放置、正确的皮肤护理等干预措施，并制定相应护理常规降低手术患者术中压力性损伤发生率，持续提高医疗护理质量和患者满意度。

(四) 公式

$$\text{手术患者术中压力性损伤发生率} = \frac{\text{同期手术患者术中压力性损伤发生例次数}}{\text{统计周期内手术患者人次数}} \times 100\%$$

二、案例分享

主题：降低心脏外科手术患者术中压力性损伤发生率

1. 背景

通过降低心脏外科手术患者术中压力性损伤发生率为指标进行护理质量管理。某医院于2016年4月4日至4月17日进行了现况调查。结果显示2周内共有心脏手术患者170例，其中5例患者发生压力性损伤。

2. 查阅文献

近年来，国内外学者对手术室获得性压力性损伤的发生率均有报道，低的有6%，高的可达58%。有研究报道，心内直视术患者压力性损伤的发生率达14.3%～51.0%[1]。脊柱手术、心脏、血管、肝脏、神经外科开颅手术等，由于体位及手术时间的关系，术中压力性损伤发生率较高。王亚婷等人[2]的研究结果显示，ICU心脏外科术后成人患者压力性损伤发生率为33.5%（108/322）。在袁航等人[3]的研究中，486例神经外科手术患者研究结果发现手术室获得性压力性损伤的总发生率为12.3%。

3. 原因分析

对于患者发生压力性损伤的原因分析，发现主要问题在于手术无菌敷料潮湿面积过大以及患者未合理安放手术体位。通过鱼骨图进行要因分析，手术无菌敷料潮湿面积过大导致压力性损伤的主要原因在于未制定相应护理常规、术中打水次数过多及布类辅料吸水性强；患者未合理安放手术体位导致压力性损伤的主要原因在于防压力性损伤材料选择不当、未制定相应护理常规、对压力性损伤体位不熟悉及患者制动时间过长。项目组于2016年5月9日至5月22日，针对选出的6条要因，再次对4例术中压力性损伤的发生进行调查分析，进行真因验证。最终发现主要问题在于未使用合适大小的压疮贴、未制定相应的护理常规、术中打水次数过多或范围过大。

4. 改进措施

(1) 加强培训,合理使用压疮贴

1) 选择合理防压力性损伤材料;

2) 选择合适防压力性损伤部位;

3) 根据手术需要,增加压疮贴个数。

(2) 建立心脏外科预防压力性损伤流程图

1) 加强防治压力性损伤的指导;

2) 主动积极防治压力性损伤的发生;

3) 评估压力性损伤的风险因素,及早做好预防措施。

(3) 与外科医生沟通,改变打水方式

1) 和外科医生沟通后,统一改善打水方式,减少布类敷料潮湿范围;

2) 在容器范围内打水。

5. 改进后效果

对于心脏外科手术室降低压力性损伤发生改善前、中、后数据如表5-1所示,进步率达80%。

表5-1 改善前后心脏外科手术室降低压力性损伤发生情况统计

项 目	改善前	改善中	改善后
调查日期	2016.5.6—5.19	2016.6.5—7.2	2016.7.2—7.14
调查总数	170	170	170
压力性损伤发生数	5	3	1

6. 评述

压力性损伤,是指身体局部组织长期受压,血液循环障碍,组织营养缺乏,致使皮肤失去正常功能而引起的组织破损和坏死[4]。手术患者因为麻醉状态、强迫体位、禁饮禁食、手术时间长等因素容易发生压力性损。压力性损伤是全球卫生保健机构所面临的共同难题和热点问题,不仅会增加患者痛苦,增加患者经济负担,也使得护士工作量增加。近年来心脏外科手术患者的压力性损伤问题逐渐被国内外重症医学界关注和重视,尤其在压力性损伤的预防和护理措施等方面的探讨较多。心脏手术过程中患者新陈代谢减慢,且手术室温度过低、术中输液量较大、低温体外循环术式等都会导致外周血液循环不良,增加此类患者压力性损伤发生率。手术时间是导致术中压力性损伤发生的重要危险因素。有研究认为[5],当手术时间＞2.5 h是压力性损伤的危险指数;当手术时间＞4 h,每延长 30 min 会使压力性损伤增加 33%。研究发现,当手术时间＞6.15 h,术中压力性损伤发生率明显增高。脊柱手术、心脏、血管、肝脏、神经外科开颅手术等,由于体位及手术时间的关系,术中压力性损伤发生率较高。国内研究压力性损伤的发病率具有差异性,其中全科手术为 9.5%,心脏直视手术为 17.3%,肝移植患者术中急性压力性损伤为 18.3%。此外,手术体位的安全摆放对术中获得性压力性损伤产生的影响,能有效减少压力性损伤的发生。正确地安置患者体位,对每位外科手术患者都非常重要,尤其是手术时间长以及术中涉及多个手术部位的患者。因此,在手术全过程中,患者的行为和能力受到限制,许多问题无法感知和发现,需要护士去观察、学习、发现,针对不同的问题采取相应的护理措施,以降低手术中压力性损伤的发生率。

案例二：外科择期手术患者缩短术前禁食禁饮时间执行率

一、指标基本概述

(一) 指标定义

外科择期手术患者缩短术前禁食禁饮时间执行率：指同期外科择期手术患者缩短术前禁食禁饮人次数与统计周期内外科择期手术患者人次数的百分比。

(二) 指标类型

过程指标。

(三) 指标意义

加速康复外科是在围术期采取一些优化处理措施,以减轻患者心理和生理的创伤应激反应,从而减少并发症,缩短住院时间,降低再次入院风险及死亡风险。术前禁食禁饮是术前重要准备之一,但长时间的术前禁食禁饮会对机体造成一些负性问题。通过对外科择期手术患者缩短术前禁食禁饮时间执行率的监测,使外科医护团队能及时了解患者术前准备情况,掌握术中麻醉后安全性,预估术后康复状况,使管理者能够及时获得医护对缩短禁食禁饮的专业认识,实现加速康复,提高患者舒适度。

(四) 公式

$$外科择期手术患者缩短术前禁食禁饮时间执行率 = \frac{同期外科择期手术患者缩短术前禁食禁饮人次数}{统计周期内择期外科手术患者人次数} \times 100\%$$

二、案例分享

主题:原发性肝癌择期手术患者缩短术前禁食禁饮时间执行率。

1. 背景

加速康复理念在20世纪70年代被引入并应用于外科领域,缩短术前禁食禁饮是加速康复中必不可少的术前准备重要环节之一。国外有文献报道,实施禁食禁饮时间缩短计划后由 11.94 h 降至 5.4 h。某三级甲等医院2018年原发性肝癌手术例数 2 475 例,基于中国加速康复外科围术期管理专家共识(2016),结合澳大利亚 JBI 最佳证据临床应用程序,通过以患者为中心的、护理团队为主导模式,多学科合作将肝肿瘤外科择期手术患者缩短禁食禁饮的最佳证据应用于原发性肝癌患者术前准备中,旨在减少手术并发症,提高临床对以证据为基础的术前禁食禁饮建议的依从性,达到保障患者安全,提高患者舒适度,实现加速康复的目的。在证据实践过程中存在实践不统一、医护人员的专业知识不足等问题,因此该护理团队联合外科医生、手术室护士、麻醉科医师、网络中心及营养师等多部门协作,建立项目小组,将提高原发性肝癌择期手术患者术前缩短禁食禁饮时间的执行率为目标进行指标监测。

2. 资料采集

(1) 基线采集数据。收集 2018 年 1 月至 12 月期间择期进行原发性肝癌手术患者总人数,执行缩短术前禁食禁饮人数,缩短术前禁食禁饮高危人数,不良反应人数,禁食禁饮时间。

(2) 采集数据及方法

1) 完善标准工作流程及相关资料:根据JBI最佳证据应用,病房护士、麻醉师等多学科团队的合作可以有效地预防术前禁食禁饮时间过长。证据表明,以术前禁食禁饮时间延长的不良反应为关注点开展对医务人员的教育可有效改善患者的结局,制定并落实标准工作流程,制作相关培训及健康教育资料,对病区护士进行统一培训。

2) 确定障碍环节:根据基线审查结果,从患者麻醉安全角度、接台手术患者时间无法确定、没有现成缩短禁食禁饮的饮食方案、护士缺乏专业知识及缺乏有效传授手段5个方面确定实施缩短择期手术患者禁食禁饮的障碍。

3) 制定实施方案克服障碍

a. 患者麻醉安全角度:设计简单方便的记录评估表(表5-2),评估手术患者高危因素,病例上做标记以警示麻醉科医生,记录患者最后进食饮水时间和量,以便麻醉师查看。

表 5-2 某医院外科患者术前评估表

基本信息	病人姓名	床号	住院号	年龄	责任护士	调查时间

术前一天评估内容					
序号	项 目 名 称	判 断			
^	^	依 据		有	无
^	^	检查	主诉	^	^
1	患者年龄是否大于70岁				
2	患者有无胃食管反流				
3	患者有无吞咽困难				
4	患者有无通气困难				
5	患者有无胃肠动力失调				
6	患者有无消化道手术史				

(续表)

序号	项目名称	判断依据		有	无
		检查	主诉		
7	患者有无消化道溃疡				
8	患者有无代谢紊乱(有无糖尿病、肥胖)				
9	患者有无肝功能异常(总胆红素>40 μmol/L)				

术日评估内容

序号	项目名称	判断	
		是	否
1	患者术前是否出现饥饿症状?		
2	患者术前是否出现口渴症状?		
3	患者术中是否发生呕吐?		
4	患者术中是否出现误吸?		

各项指标

空腹血糖值:_____
接入手术室前血糖值:_____

生命体征
T:_____ P:_____ R:_____ BP:_____

开始禁食时间	病房共禁食(h)	接入手术室时间

开始禁水时间	病房共禁水(h)	最后一次进水时间	最后一次进水量(ml)

麻醉开始时间:_____　　总禁食时间:_____　　总禁水时间:_____

b. 接台手术患者时间无法确定:与手术室护士长协商通知手术时间的方法;与网络中心联系设计手术时间通知系统;主刀医生掌握好呼叫巡回护士通知接患者的时间点,由手术室通过电话+电脑系统方式告知病区接患者时间,收到指令后病区护士通知患者开始禁水,等待接入手术室。

c. 没有现成缩短禁食和禁水时间的饮食方案:营养师及麻醉师指导,患者术前晚餐正常食用;营养科根据名单安排患者术前一天晚上10时给予晚间加餐。术前给予患者少量分次饮水,均由病区护士执行饮水定点时间及量的把控。

d. 护士缺乏专业知识及传授手段：分次分批对病区护士进行培训，并做到全覆盖，制作相关书面材料供阅读。设计制作生动的彩色患教手册、小视频、宣传图等健康教育资料，建立宣教反馈表，对患者的术前饮食指导进行评价和反馈，改善患者接受情况。

3. 方案实施及反馈

方案实施过程中落实各班职责，建立督查制度。依据表 5-3 数据汇总，并进行分析，通过反馈数据，对于障碍中未有改善现象，每月进行措施上的修订及跟踪结果。

表 5-3 某医院外科择期手术患者缩短术前禁食禁饮时间汇总表

月份	手术总例数	执行缩短禁食禁水例数	是否高危				术前患者感受		血糖异常				术中反应		禁水	禁食
			是	否	糖尿病	其他	否	饥饿	口渴	低血糖		高血糖		呕吐	误吸	总禁水时间	总禁食时间
										空腹	餐后	空腹	餐后				

4. 指标结果

通过数据收集，该医院肝肿瘤外科2018年1月至12月择期进行原发性肝癌手术的患者有2475例，使用表5-4进行数据汇总及分析，其中执行缩短禁食禁饮时间的手术例数为1882例，执行率76%。患者术前禁水时间平均缩短10.2 h。实施开展后术中并发症未增多，术前舒适度提高，术前2 h血糖稳定。

表 5-4 外科择期手术患者缩短术前禁食禁饮执行情况汇总

时间	术前(%)		平均禁水时间(h)	术中反应(%)		血糖(mmol/L)		执行率(%)
	口渴	饥饿		呕吐	误吸	空腹	接入手术室前	
措施前	56	26	12.9	0	0			
措施后	6.2	7.9	2.7	0.01	0	5.2	5.5	76

案例三：患者 VTE 评估率与机械预防措施落实率

一、指标基本概述

(一) 指标定义

1. 住院患者首次静脉血栓栓塞(venous thrombus embolism，VTE)评估率：指同期住院患者首次 VTE 评估人数与统计周期内住院患者人数的百分比。

2. VTE 风险等级中低危及以上住院患者机械预防措施落实率：指同期 VTE 风险等级中低危及以上住院患者机械预防措施落实人数与统计周期内 VTE 风险等级中低危及以上住院患者人数的百分比。

3. VTE 风险等级评分：临床常用血栓评分标准是 Caprini 评估表（表 5-5），Caprini 评估表包含了大约 40 个不同的血栓形成危险因素，基本涵盖了外科手术和住院患者可能发生 VTE 的所有危险因素，通过这些危险因素对患者进行 VTE 风险评分。每个危险因素根据危险程度的不同赋予 1~5 分，最后根据得到的累积分数将患者的 VTE 发生风险分为低危（0~1 分）、中危（2 分）、高危（3~4 分）、极高危（>5 分）4 个等级，不同的风险等级推荐不同的 VTE 预防措施（表 5-6），包括预防措施的类型及持续时间等。

表 5-5 Caprini 评估表

A1　每个危险因素 1 分	A1　每个危险因素 1 分
□年龄 40~59 岁	□下肢水肿
□计划小手术	□静脉曲张
□近期大手术	□严重的肺部疾病,含肺炎(1 个月内)
□肥胖(BMI>30 kg/m²)	□肺功能异常(慢性阻塞性肺疾病)
□卧床的内科患者	□急性心肌梗死(1 个月内)
□炎症性肠病史	□充血性心力衰竭(1 个月内)

(续表)

A1　每个危险因素1分	C　每个危险因素3分
□败血症(1个月内)	□年龄≥75岁
□输血(1个月内)	□大手术持续2～3 h*
□下肢石膏或肢具固定	□肥胖(BMI>50 kg/m²)
□中心静脉置管	□浅静脉、深静脉血栓或肺栓塞病史
□其他危险因素	□血栓家族史
A2　仅针对女性(每项1分)	□现患恶性肿瘤或化疗
□口服避孕药或激素替代治疗	□肝素引起的血小板减少
□妊娠期或产后(1个月)	□未列出的先天或后天血栓形成
□原因不明的死胎史，	□抗心磷脂抗体阳性
复发性自然流产(≥3次)，	□凝血酶原 20210A 阳性
由于毒血症或发育受限原因早产	□因子 Vleiden 阳性
B　每个危险因素2分	□狼疮抗凝物阳性
□年龄60～74岁	□血清同型半胱氨酸酶升高
□大手术(<60 min)*	D　每个危险因素5分
□腹腔镜手术(>60 min)*	□脑卒中(1个月内)
□关节镜手术(>60 min)*	□急性脊髓损伤(瘫痪)(1个月内)
□既往恶性肿瘤	□选择性下肢关节置换
□肥胖(BMI>40 kg/m²)	□髋关节、骨盆或下肢骨折
	□多发性创伤(1个月内)
	□大手术(>3 h)*

表5-6　评分后危险度分级及预防方案

危险因素总分	风险等级	DVT 发生风险	预防措施
0～1分	低危	<10%	尽早活动
2分	中危	10%～20%	药物预防或物理预防
3～4分	高危	20%～40%	药物预防和物理预防
≥5分	极高危	40%～80%,死亡率1%～5%	药物预防和物理预防

(二) 指标类型

过程指标。

(三) 公式

1. 住院患者首次 VTE 评估率 = $\frac{\text{同期住院患者首次 VTE 评估人次数}}{\text{统计周期内住院患者人数}} \times 100\%$

2. VTE 风险等级中低危及以上住院患者机械预防措施落实率 = $\frac{\text{同期 VTE 风险等级中低危及以上住院患者机械预防措施落实人数}}{\text{统计周期内 VTE 风险等级中低危及以上住院患者人数}} \times 100\%$

(四) 指标意义

静脉血栓栓塞(VTE)是临床常见的并发症,具有较高的发生率,为患者院内非预期病死的主要原因,对患者生命安全造成威胁,需进行积极预防,采取有效干预措施。通过信息系统后台监测 VTE 风险评估与机械预防措施落实,促进医护合作实现 VTE 管理,使得 VTE 的评估与预防措施紧密联系,促进 VTE 风险评估率的提高,促进机械预防措施落实率的提高,从而降低 VTE 的发生率,保障患者安全。

二、应用案例

主题:提高入院患者 VTE 评估率与机械预防措施落实率

1. 背景

某医院回顾性统计了 2016 年 1 月至~2017 年 6 月住院患者入院首次 VTE 评估率、外科患者术后首次 VTE 评估率和住院患者 VTE 风险等级中低危及以上患者机械预防措施落实率。结果详见表 5-7。

表 5-7　2016 年 1 月至 2017 年 6 月各季度外科患者术后首次 VTE 评估率

时　间	入院首次评估率 n(%)	外科术后首次评估率 n(%)	机械预防措施落实率 n(%)
2016 年第一季度	0	0	0
2016 年第二季度	34 374(26.47%)	12 879(34.95%)	21 979(24.70%)
2016 年第三季度	34 728(92.88%)	13 302(100%)	26 340(86.92%)

(续表)

时间	入院首次评估率 n(%)	外科术后首次评估率 n(%)	机械预防措施落实率 n(%)
2016年第四季度	36 862(93.55%)	14 212(100%)	28 439(89.10%)
2017年第一季度	35 234(93.42%)	13 005(100%)	27 395(89.16%)
2017年第二季度	38 717(93.50%)	14 577(100%)	30 269(89.72%)

从表5-7可以看出，2016年第一季度该医院未对入院患者和外科术后患者进行VTE首次评估，也未对住院患者VTE风险等级低危及以上患者进行机械预防措施。2016年第二季度开展VTE的首次评估和机械预防措施，但开展率均较低。从2016年第三季度开始对VTE的首次评估和机械预防措施开展明显提高，2016年第三季度到2017年第二季度，住院患者入院VTE首次评估率为92.88%～93.55%，平均评估率为93.34%；外科患者术后首次评估率达100%；住院患者VTE风险等级中低危及以上患者机械预防措施落实率为86.92%～89.72%，平均落实率为88.73%。

2. 查阅文献

分析该医院住院患者VTE评估率与机械预防措施落实率水平：2013年的全国大规模调查显示我国VTE预防现状并不乐观[6]，仅73.3%的医院形成了VTE预防护理规范，46.7%的医院对外科患者进行静脉血栓风险评估。徐晓燕等[7]建立VTE专科护理规范化防控体系，住院患者VTE风险评估率达到99.47%，VTE预防措施应用的有效率99.38%。赵英娜等[8]对北京市6所三级综合医院的94例骨科大手术患者采用静脉血栓栓塞风险评估表进行调查，结果显示入院当天92.6%患者存在中度以上静脉血栓栓塞风险，仅14.9%采取了预防措施。于晓杰等[9]对不同省市23家三级甲等医院的2 285名外科护士进行静脉血栓栓塞症预防护理的现状调查，结果显示，外科护士的VTE预防规范流程使用率和风险评估表使用率分别为90.4%和83.2%，基本预防措施使用率低（89.2%的护士鼓励主动运动，82.7%的护士对患者进行被动肌肉按摩，64.6%的护士鼓励患者多饮水）。对比以上数据可以看出，该院住院患者VTE评估率与机械预防措施落实率指标处于中等偏上水平。

3. 原因分析

分析 VTE 风险评估与机械预防措施落实率未达 100% 的原因如下：

(1) 护士缺乏系统 VTE 评估与机械预防相关知识；

(2) 护士工作繁忙漏评；

(3) 缺乏机械预防指导和落实（患者活动、抗血栓弹力袜/IPC 泵）。

4. 改进措施

(1) 制定 VTE 评估规范、VTE 处置流程，开展员工培训及考核

1) 制定 VTE 评估规范，包括评估工具、评估对象、评估时点、评估频率；

2) 制定 VTE 处置流程，从患者入院评估、后台自动计算总分划分风险等级匹配预防措施，高风险患者查询与主诊医生提示，预防措施落实，至再次评估或出院；

3) 开展护理部—护理骨干—病区护士层级培训，保证人人学习，人人知晓，人人合格；

4) 组织 VTE 全院临床及相关科室培训和考核。

(2) 增加护士长审核模块

1) 在护理信息系统中增加护士长审核模块，通过护士长质控提高评估率与预防措施落实率；

2) 护士长现场指导和督查机械预防措施的落实。

(3) 多部门联合实现推动机械预防措施的指导和落实

1) 与康复科、理疗师协作设计下肢活动操，由医院宣传科拍摄剪辑、公众号播出；

2) 推出康复助手 App：静脉血栓系列；

3) 走廊里布置展板、病区健康教育栏；

4) 根据指南选择合适的弹力袜；

5) 联合医务处、收费管理科、设备科、后勤部门在院内开设弹力袜购置点；

6) 联合医务处、收费管理科、设备科、后勤部门加快 IPC 泵招投标流程。

5. 改进后效果

改进后 2017 年 6 月至 2018 年 6 月各季度患者入院首次 VTE 评估率、外科患者术后首次 VTE 评估率和住院患者 VTE 风险等级中低危及以上患

者机械预防措施落实率如表5-8所示。

表5-8 2017年6月至2018年6月各季度住院患者术后首次VTE评估率

时间	入院首次评估率 n(%)	外科术后首次评估率 n(%)	机械预防措施落实率 n(%)
2017年第三季度	41 301(93.71%)	15 614(100%)	32 061(90.00%)
2017年第四季度	39 768(93.16%)	15 183(100%)	31 337(90.30%)
2018年第一季度	35 468(98.50%)	11 690(100%)	29 699(90.42%)
2018年第二季度	38 283(97.42%)	15 061(100%)	32 093(90.82%)

由表5-8可见,改进后,入院患者首次VTE评估率为95.70%,较改进前提高2.36%;外科患者术后首次评估率仍维持100%;VTE风险等级低危及以上患者机械预防措施落实率为90.39%,提高1.66%。

6. 评述

静脉血栓栓塞(venous thromboembolism,VTE)是血液在静脉内不正常地凝结,是血管完全或不完全阻塞的静脉回流障碍性疾病。VTE是临床常见问题,伴随着高发病率和死亡率,大多数住院患者含有至少1种VTE的危险因素,而且该种风险在出院后仍将持续数周。26.0%的未被诊断和治疗的肺栓塞患者将在未来发生致死性栓塞事件,且另26.0%的患者将反复发生非致死性的栓塞事件。研究显示,在所有住院死亡患者中,5.0%~10.0%是由VTE直接导致的。可见,VTE的发病率高、致死率高,给全世界的医疗资源造成了巨大压力。它可推迟患者出院及再住院,且高达30%的院外VTE患者形成血栓后综合征,该疾病为慢性疾病,对患者的行走和工作能力产生影响,巨大医疗费用造成患者额外负担,生活质量的严重下降。

预防VTE的发生是重要的公共卫生问题。住院患者存在较大的VTE发生风险比例,而其预防措施不足。全世界32个国家的调查显示,超过一半的住院患者存在发生VTE的风险,但仅有一半的高危患者接受了预防措施,结果提示,VTE预防措施未得到充分利用。VTE的早期识别、早期诊断和规范治疗,可以有效降低VTE的风险。因此,通过简单有效地评估VTE

风险,指导预防措施的实施,是临床医生与护士共同关注的问题。随着信息化的发展,通过信息化手段促进医护合作实现VTE管理,使得VTE的评估与预防措施紧密联系,达到优化医护沟通,最大程度降低VTE的发生。

案例四：急诊危重患者转运不安全（不良）事件发生率

一、指标基本概述

(一) 指标定义

急诊危重患者转运不安全(不良)事件发生率：指统计周期内急诊危重症患者转运不安全(不良)事件发生人次数与急诊危重症患者转运总人次数的百分比。

(二) 指标类型

结果指标。

(三) 公式

$$急诊危重患者转运不安全(不良)事件发生率 = \frac{同期急诊危重症患者转运不安全事件发生人次数}{统计周期内急诊危重症患者转运总人次数} \times 100\%$$

(四) 指标意义

急诊科是医院各类危重患者的首诊科室,危重患者常常因为诊断与治疗需要进行院内转运,主要包括收治入院、外出检查等。转运时间虽短,但因治疗环境突然改变或转运途中治疗资源的缺乏,导致难以预测的病情变化或意外事件发生,对生命安全造成直接威胁,存在较大风险。院内转运是危重患者急救中重要的环节,需要规范转运流程,以减少危重患者转运不安全(不良)事件的发生。通过降低急诊危重患者在各个环节的转运不安全(不良)事件发生率,以规范并优化院内转运流程,保证急危重患者院内转运安全。

二、应用案例

主题：降低急诊危重患者转运不安全(不良)事件发生率。

1. 背景

回顾性统计 2016 年 7 月至 2017 年 6 月急诊患者外出检查转运不安全(不良)事件发生率及转运交接评估落实率；急诊患者收治入院转运不安全(不良)事件发生率及转运交接评估落实率，详见表 5-9。

表 5-9　2016 年 7 月至 2017 年 6 月各季度外出检查转运不良事件发生率

时　间	外出检查转运不良事件发生率 $n(\%)$	收治入院转运不良事件发生率 $n(\%)$	外出检查转运交接评估落实率 $n(\%)$	检查收治入院转运交接评估落实率 $n(\%)$
2016 年第三季度	5 984(40.93%)	1 408(20.31%)	5 984(0%)	1 408(88.9%)
2016 年第四季度	6 320(40.35%)	1 489(18.94%)	6 320(85.57%)	1 489(89.57%)
2017 年第一季度	5 942(39.84%)	1 432(20.39%)	5 942(88.23%)	1 432(92.23%)
2017 年第二季度	6 024(35.04%)	1 375(20.29%)	6 024(88.86%)	1 375(94.86%)

由表 5-9 可见，急诊危重患者转运不良事件发生率和收治入院转运不良事件发生率分别为 39.03%、19.98%；急诊危重患者外出检查转运交接评估落实率和收治入院转运交接评估落实率分别为 66.42%、91.39%。

2. 查阅文献

有研究报道显示转运不良事件的发生率差异较大，但总体呈高发生率态势，达到 46.2%～79.8%。其中，哈杰(Hajjej)研究显示与病情相关的转运不安全(不良)事件发生率为 46.2%，常见低血压、心律失常、氧饱和度下降和意识改变等，严重者甚至出现心搏骤停。法纳拉(Fanara)等研究显示与设备相关的转运不安全(不良)事件发生率为 10.4%～45.9%，主要为机械通气、监测设备和输液泵等故障。

3. 原因分析

分析急诊危重患者转运不安全(不良)事件发生原因如下：

(1) 护士对危重患者转运评估不规范；

(2) 护士转运前准备工作不充分；

(3) 护士转运前未与危重患者家属、接收科室充分沟通；

(4) 护士转运时安全措施落实不足；

(5) 护士转运时对发生的突发事件应对能力不足。

4. 改进措施

(1) 制定急诊危重患者转运交接管理制度、分级转运标准，开展员工培训

1) 制定急诊危重患者转运交接管理制度，包括转运岗位职责、转运工作制度（转运前、转运中、转运后）；

2) 制定分级标准，包括患者病情评估、转运人员配备、转运仪器设备及药品配备评估，确认转运等级，匹配转运措施，落实转运安全措施，至再次评估确认转运；

3) 制定《急诊危重患者转运交接 SBAR 评估表》；

4) 开展急诊护士危重患者转运交接评估、管理制度、分级转运标准培训，保证人人学习、人人知晓、人人合格；

5) 组织全科及相关科室进行培训和考核。

(2) 构建急诊护士工作站转运病情评估子模块，优化急诊危重患者转运交接流程

1) 根据转运医嘱触发转运评估模块，自动采集数据、信息，护士完善 SBAR 转运交接评估项目；

2) 依托信息化逐项指令转运前的准备工作，根据医嘱触发转运病情评估模块，根据病情评估自动提示转运分级，显示匹配的转运人员及装备的配备；

3) 优化急诊危重患者转运交接流程，将信息化与实际转运流程相融合；

4) 绘制急诊危重患者转运路线图；

5) 护士长现场督查转运安全措施的落实。

(3) 信息触发评估信息逐项传递至目标科室、加强突发事件应对能力培训

1) 信息化助力各部门间转运评估信息逐项传递，确保与相关科室的点对点落实，协同医务处和总务处制订转运最佳路线、转运值班电话，确保各

部门的转运配合；

2）制订急诊危重患者院内转运应急预案，标准化急诊转运设备，包含转运使用的呼吸机、氧气筒、监护仪、简易急救箱等；

3）加强降阶梯转运应急预案及突发事件应对能力的培训；

4）增加危重患者转运不安全（不良）事件自动上报模块，对转运过程中的各个环节进行根本原因分析，确立有效改进措施，确保急诊危重患者转运安全。

5. 效果确认

见表 5-10。

表 5-10　2017 年 7 月至 2018 年 6 月各季度外出检查转运不良事件发生率

时间	外出检查转运不安全（不良）事件发生率 n(%)	收治入院转运不安全（不良）事件发生率 n(%)	检查转运交接评估落实率 n(%)	收治入院转运交接评估落实率 n(%)
2017 年第三季度	6 820(29.35%)	1 491(12.68%)	6 820(90.35%)	1 491(95.71%)
2017 年第四季度	6 868(23.09%)	1 535(10.16%)	6 868(92.09%)	1 535(96.1%)
2018 年第一季度	7 706(16.03%)	1 772(6.94%)	7 706(96.03%)	1 772(97.8%)
2018 年第二季度	6 760(6.1%)	1 504(3.72%)	6 760(98.7%)	1 504(100%)

由表 5-10 可见，改善后急诊危重患者转运不良事件发生率和收治入院转运不良事件发生率较之前明显下降，分别为 18.64%、8.38%，下降 20.39%、11.6%；急诊危重患者外出检查转运交接评估落实率和收治入院转运交接评估落实率较之前明显提高，分别为 94.29%、97.4%，提高 27.87%、6.01%。其中 2018 年第二季度收治入院转运交接评估落实率达 100%。

6. 评述

急诊科是医院各类危重患者的首诊科室，转运是急诊危重患者抢救不可分割的重要组成部分，是就诊过程中不可忽略的环节，所以必须统一规范危重患者转运流程，降低转运不安全（不良）事件的发生，从而真正提高医疗护理质量。转运不安全（不良）事件的发生多与病情、设备、转运人员相关。据伯格曼（Bergman）等分析院内转运风险因素中 17% 与转运人员有关，其中包括管道意外滑脱或堵塞、转运前准备不全、未与接收科室有效沟通、转运中应急处理不当等。因此,院内转运是危重患者急救中重要的环节,需要规范转运流程,以减少危重患者转运不安全(不良)事件的发生。

因此,按照"品管圈"实施的十个步骤进行计划、实施、确认与处置。从排查转运缺陷入手,层层剖析,由点到面,由表及里地发掘问题,从内部和外部分别寻找原因,从诸多因素中找出要因,针对要因制定与实施对策,使转运质量管理更加科学化、系统化、精细化。同时,根据急诊危重患者的特点以及急诊院内转运的临床实践,并依托信息化平台,自主研发急诊护士工作站的转运评估子模块,利用信息数据高速、多样、真实、低价值密度的特点,融合数据信息化与信息整合技术,达到与医院信息系统(hospital information system, HIS)的一体化应用。通过设置急诊专科护理敏感指标—数据筛选—数据挖掘收集—数据层次分析—制定、实施、评价临床改进等措施,采用标准化、水平对比等多种管理方法,衡量急诊危重患者转运不安全(不良)事件发生率敏感质量指标,逐步实现基于数据的科学管理,规范并优化院内转运流程,以保证急危重患者院内转运安全,旨在降低急诊危重患者在各个环节的转运不安全(不良)事件发生率。

案例五:住院患者鼻胃管非计划性拔管率

一、指标基本概述

(一) 指标定义

住院患者鼻胃管非计划性拔管率:是指统计周期内住院患者发生的鼻胃管非计划拔管例次数与该导管留置总日数的比例。

(二) 指标类型

结果指标。

(三) 公式

$$住院患者鼻胃管非计划拔管率(‰) = \frac{同期该导管非计划拔管例次数}{统计周期内某导管留置总日数} \times 1\,000‰$$

(四) 指标意义

非计划拔管(unplanned extubation, UEX)是指非诊疗计划范畴内的拔管。UEX率是反应患者安全的重要指标,通过监测 UEX 率,有助于及时发现非计划拔管的现状、趋势、特征及危险因素,为其预防、控制和质量改进目标制定提供科学依据,提升医护团队服务的规范性、专业性。

二、应用案例

主题：降低住院患者鼻胃管非计划性拔管率

1. 背景

通过循证项目构建一套适合医院护理实际的预防鼻胃管非计划性拔管的干预策略和护理措施,用于指导临床护理,从而降低鼻胃管非计划性拔管发生率,节约医疗成本,缩短住院时间,并为护理质量评价和监控提供参考依据。某医院回顾性统计了 2017 年 4 月至 2018 年 6 月住院患者鼻胃管非计划性拔管率,并与全市、全国 50% 的中位数进行比较,详见表 5-11。

表 5-11 2017 年 4 月至 2018 年 6 月住院患者鼻胃管非计划性拔管率

时间	某医院鼻胃管非计划性拔管率(‰)	上海市鼻胃管非计划性拔管率(50%分位数,‰)	全国鼻胃管非计划性拔管率(50%分位数,‰)
2017 年第二季度	2.479	0.000	0.619
2017 年第三季度	1.897	0.000	0.608
2017 年第四季度	1.306	0.000	0.482
2018 年第一季度	2.417	0.008	0.503
2018 年第二季度	1.054	0.000	0.551

从表 5-11 可以看出,2017 年第二季度开始本院鼻胃管非计划性拔管率较高,特别是 2017 年第二季度和 2018 年第一季度非计划性拔管率达 2‰ 左右,远高于上海市及全国鼻胃管非计划性拔管率。

2. 查阅文献

有研究报道鼻胃管非计划性拔管的发生率差异较大,至今临床上鼻胃管非计划性拔管发生率依然很高,据文献报道,胃管非计划性拔管发生率在1.5‰~45‰,如何降低鼻胃管非计划性拔管发生率一直是临床护士重视并致力解决的问题。

3. 原因分析

护士长每个月对科室的不良事件及留置管道例数通过网络上报,护理部对2017年护理不良事件行数据分析并进一步明确问题,护理部组织质控小组对留置胃管患者较多的科室进行查检,发现问题如下:

(1) 各科室鼻胃管品牌及材质不一样;

(2) 各科室未有统一的鼻置管流程;

(3) 各科室固定鼻胃管的方法不一样;

(4) 置管后未形成统一的鼻胃管观察与护理措施。

4. 改进措施

(1) 成立循证小组,由护理部质量分管主任担任组长,质控组长担任副组长,其余成员包括胃肠内科、胃肠外科及监护室骨干护士,均具有本科及以上学历,护师及以上职称,具备良好的科研思路。

(2) 检索文献:根据确定的循证实践问题,从胃管材质、置鼻胃管流程、胃管固定及置管后护理措施4个主题制定检索策略,检索数据库包括Cochrane Library、The Joanna Briggs Institute、PubMed、中国生物医学数据库、中国知网、万方数据库和维普数据库。同时根据PRISMA流程进行文献筛选,最终得到文献作为研究证据被应用于本次循证护理实践。

(3) 明确鼻胃管置管适应证与禁忌证,明确不同材质鼻胃管的适用范围,选择适宜的材质。

(4) 制定鼻胃管置管流程

1) 评估患者的病情、置管目的、意识和合作能力、过敏史、鼻腔情况、有无禁忌证等。

2) 根据患者情况选择适宜的鼻胃管,并测量插入鼻胃管的距离。

3) 根据患者情况选择适宜的置管方法。

4) 确认鼻胃管在胃内后妥善固定鼻胃管。

(5) 加强鼻胃管置管期间的观察与护理

1) 置管期间的保持鼻胃管有效固定,防止鼻胃管脱出;

2) 做好患者口腔、鼻腔的清洁,提高患者鼻胃管置管期间的舒适度;

3) 积极预防和处理鼻胃管置管相关并发症。

(6) 组织全院护士进行鼻胃管置管护理知识培训及考核,做到人人过关。

5. 效果确认

见表5-12。

表5-12 2018年7月至2019年9月住院患者鼻胃管非计划性拔管率

时　　间	本院鼻胃管非计划性拔管率(‰)	上海市鼻胃管非计划性拔管率(50%分位数,‰)	全国鼻胃管非计划性拔管率(50%分位数,‰)
2018年第三季度	0.507	0.000	0.584
2018年第四季度	0.186	0.000	0.455
2019年第一季度	0.113	0.000	0.341
2019年第二季度	0.000	0.000	0.391
2019年第三季度	0.000	0.000	0.442

由表5-12可以看出,经过循证实践后鼻胃管非计划性拔管率明显降低,特别是在2019年第二季度和第三季度,该院未发生鼻胃管非计划性拔管不良事件。

6. 评述

留置鼻胃管(nasogastric tube):是指鼻胃管由鼻孔插入,经由咽部、食管到达胃内,常用于持续胃肠减压,减轻腹胀,引出胃肠道液体及积气,防止胃肠道扩张,改善胃肠道血液循环,促进胃肠道功能恢复,也可用于经鼻胃管鼻饲食物和药物。非计划性拔管(Unplanned Extubation,UEX)又称意外拔管,是指未经医护人员同意,患者将插管自行拔出或人为因素(医护人员操作不当)而导致意外完全(半)脱出或出现并发症等原因造成的插管未按照计划留置需提前拔出,是临床常见的不良事件。通常包括:① 患者未经医护人员同意将导管拔除;② 各种原因导致的导管滑脱;③ 因导管质量问题或导管堵塞等情况需要提前拔出导管；④ 也包括医护人员操作不当所致导管脱出。

　　本次护理实践循证护理模式为指导，通过识别并结构化实践问题、成立循证护理小组，采取现场调查、检索文献、提取证据、转化证据、实施、评价等步骤，过程严谨规范。循证护理小组成员所在科室均为置鼻胃管较多的科室，具备良好的实践经验。在根据证据制定护理措施时，结合内科、外科及监护室留置鼻胃管患者的特点、现场调查的结果、患者意愿及护士的临床经验，保证了研究有据可依，科学性强。

参考文献

[1] 倪亚,张芳平,沈欣.心内直视术后压力性皮肤损伤的回顾性分析[J].心脑血管病防治,2018,18(1)：83-85.

[2] 王亚婷,彭晓红,董正惠.ICU心脏外科术后成人患者压力性损伤影响因素分析[J].护理学报,2019,26(3)：1-4.

[3] 袁航,王莺.神经外科患者手术室获得性压力性损伤的发生率及影响因素分析[J].老年医学与保健,2018,24(6)：605-607.

[4] 杨英,高兴莲,余雷,等.骨科手术病人术中发生压力性损伤高危因素分析[J].护理研究,2019,33(04)：629-631.

[5] 廖嫣姬,刘燕,唐凤梅,等.手术获得性压力性损伤高危因素分析及护理对策研究进展[J].实用临床护理学电子杂志,2020,5(26)：197.

[6] 徐园,杨旭,王晓杰,等.国内深静脉血栓预防护理现状的调查研究[J].中华护理杂志,2015,50(10)：1222-1225.

[7] 徐晓艳,郭慧玲,刘红利,等.静脉血栓栓塞症专科护理防控管理体系的建设及应用[J].血栓与止血学,2020,26(3)：484-487.

[8] 赵英娜,马玉芬,王晓杰,等.北京市三级综合医院骨科大手术患者静脉血栓栓塞预防现状调查[J].护理学杂志,2018,33(16)：33-35.

[9] 王晓杰,陈亚萍,徐园,等.外科静脉血栓栓塞症预防护理现状调查与分析[J].中国护理管理,2019,19(3)：449-452.